Practical Emergency Treatment Process and Equipment Operating Specifications

实用急诊处理流程及设备操作规范

主　编　陈　薇　刘　鹏　金艳艳　陆　萍

副主编　陈海燕　方　琼　杜力文　徐秀萍

ZHEJIANG UNIVERSITY PRESS

浙江大学出版社

·杭州·

图书在版编目（CIP）数据

实用急诊处理流程及设备操作规范 / 陈薇等主编. 杭州 ： 浙江大学出版社，2024. 6. -- ISBN 978-7-308-25129-7

Ⅰ. R459.7-65

中国国家版本馆CIP数据核字第2024YX1218号

实用急诊处理流程及设备操作规范

主编　陈　薇　刘　鹏　金艳艳　陆　萍

责任编辑　金　蕾
责任校对　蔡晓欢
责任印制　范洪法
封面设计　春天书装
出版发行　浙江大学出版社
（杭州市天目山路148号　邮政编码　310007）
（网址：http：//www.zjupress.com）
排　　版　杭州林智广告有限公司
印　　刷　广东虎彩云印刷有限公司绍兴分公司
开　　本　710mm×1000mm　1/16
印　　张　8.25
字　　数　122千
版 印 次　2024年6月第1版　2024年6月第1次印刷
书　　号　ISBN 978-7-308-25129-7
定　　价　50.00元

《实用急诊处理流程及设备操作规范》编委会

主　编：陈　薇　刘　鹏　金艳艳　陆　萍

副主编：陈海燕　方　琼　杜力文　徐秀萍

编委（按姓氏笔画排序）：

丁　涛　史笑笑　吕卫星　苏倩倩

张　英　张　毅　陆骁臻　陈亚波

陈栀琦　荀　凯　胡雪丽　皇甫宇宁

徐培君　高贤珠　黄　臻　楼璟璟

CONTENTS

目　录

第1章

急诊科常见的急症急救流程

1.1　急诊预检的分诊流程

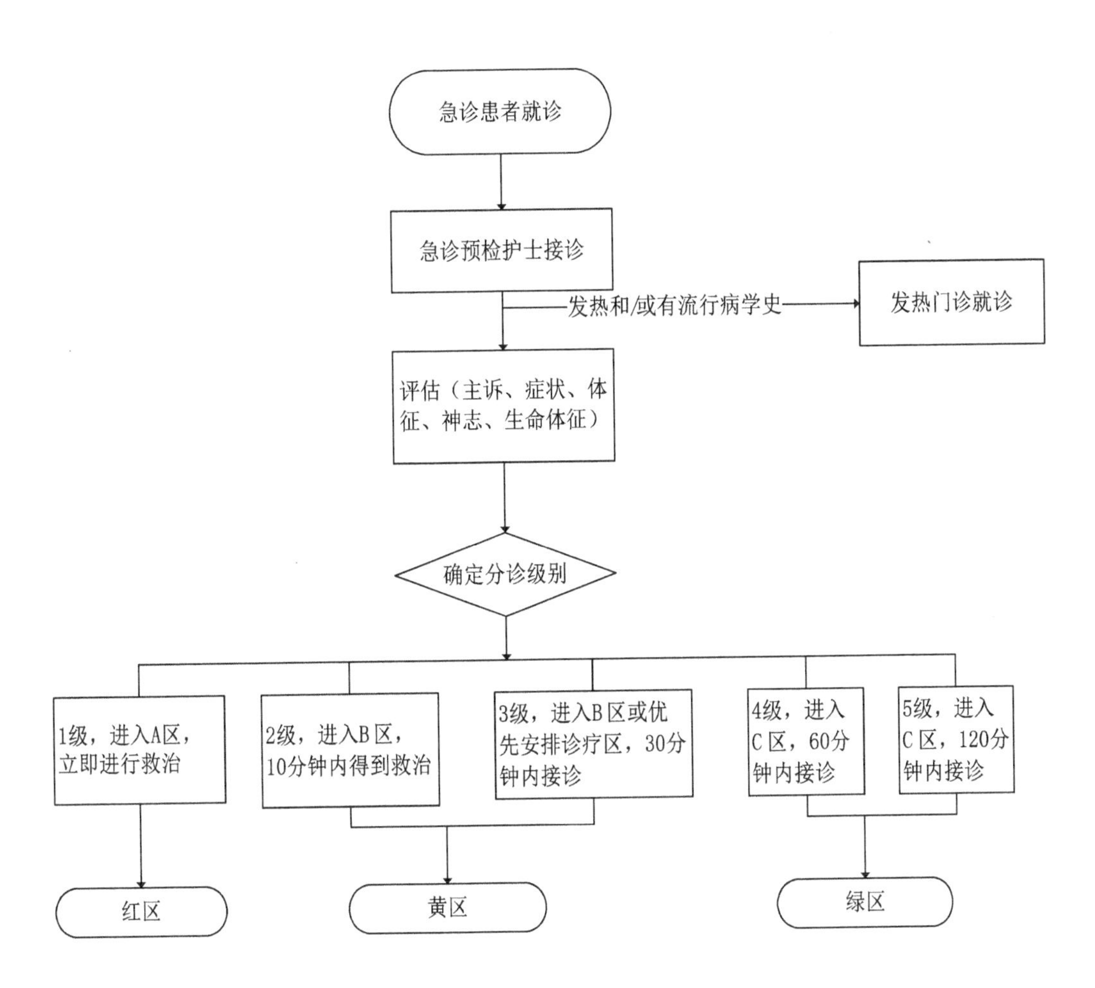
急诊患者就诊
急诊预检护士接诊
发热和/或有流行病学史
发热门诊就诊
评估（主诉、症状、体征、神志、生命体征）
确定分诊级别
1级，进入A区，立即进行救治
2级，进入B区，10分钟内得到救治
3级，进入B区或优先安排诊疗区，30分钟内接诊
4级，进入C区，60分钟内接诊
5级，进入C区，120分钟内接诊
红区
黄区
绿区

检伤分级所对应的病情轻重、定义、可能的等候时间见下表。

检伤分级	病情轻重	定义	可能的等候时间
1级	濒危	患者的病情危重，危及生命，需开通绿色通道以进入复苏室急救，如心跳呼吸骤停、持续严重的心律失常、严重的呼吸困难、严重的创伤大出血等	立刻急救
2级	危急	患者有潜在的生命危险，病情有可能急剧变化，需要紧急处理且马上密切观察，如脑血管意外、消化道大出血、严重骨折、开放性创伤等	10分钟
3级	紧急	患者的生命体征稳定，但有可能病情转差，急性症状持续不能得到缓解，如高热、呕吐、闭合性骨折等	30分钟
4级	次紧急	患者的病情稳定，没有严重的并发症，多见于慢性病的急性发作，情况不会转差，可等候	60分钟
5级	非紧急	患者的病情稳定，情况不会转差，没有并发症，在门诊开放的时间内可到门诊诊治，如配药、复诊、单部位小面积擦伤、浅表有不需要缝合的创伤等	120分钟

1.2　急诊重点病种的处理流程

1.2.1　急性创伤的处理流程

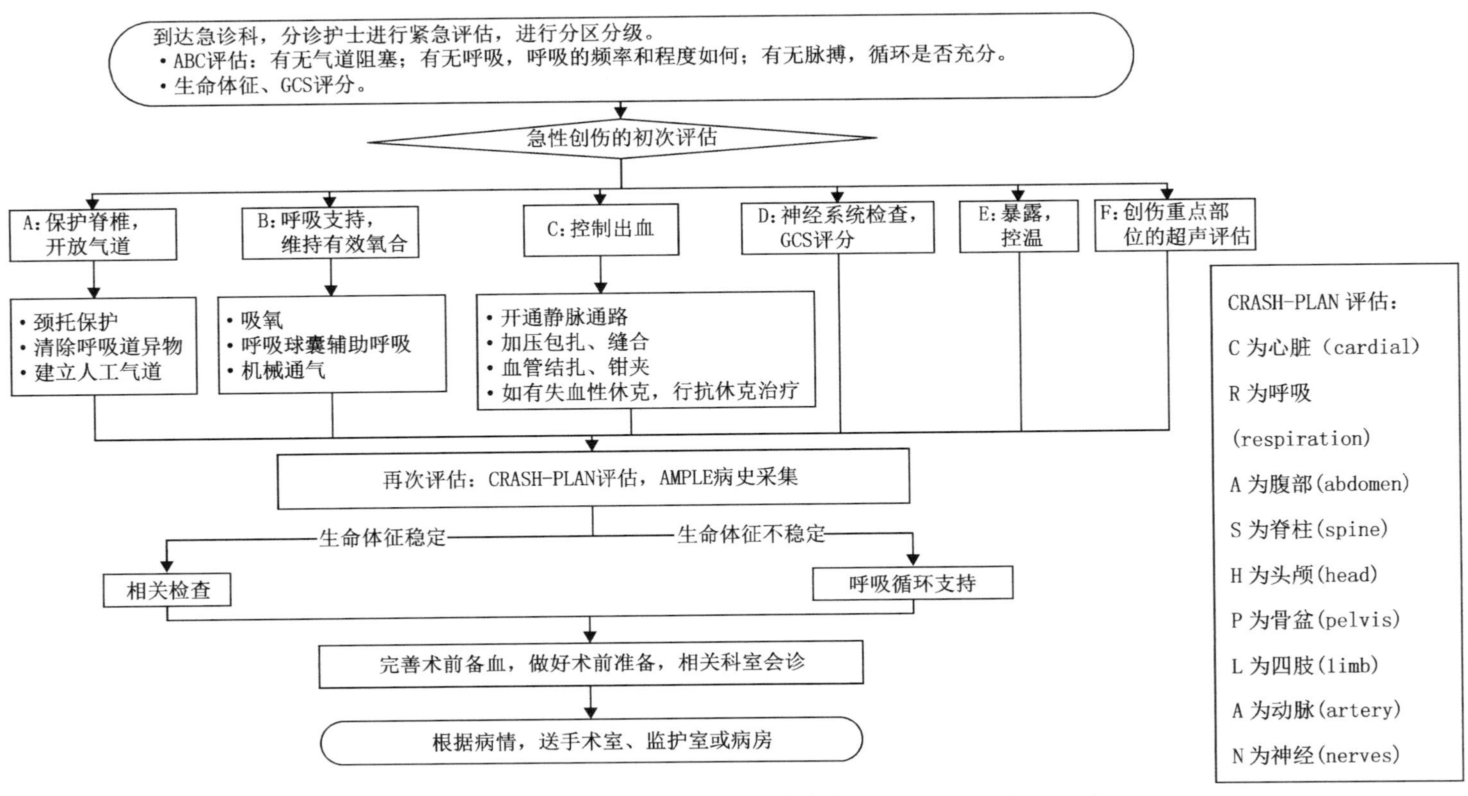

到达急诊科，分诊护士进行紧急评估，进行分区分级。
• ABC评估：有无气道阻塞；有无呼吸，呼吸的频率和程度如何；有无脉搏，循环是否充分。
• 生命体征、GCS评分。
急性创伤的初次评估
A：保护脊椎，开放气道
B：呼吸支持，维持有效氧合
C：控制出血
D：神经系统检查，GCS评分
E：暴露，控温
F：创伤重点部位的超声评估
• 颈托保护
• 清除呼吸道异物
• 建立人工气道
• 吸氧
• 呼吸球囊辅助呼吸
• 机械通气
• 开通静脉通路
• 加压包扎、缝合
• 血管结扎、钳夹
• 如有失血性休克，行抗休克治疗
再次评估：CRASH-PLAN评估，AMPLE病史采集
生命体征稳定
生命体征不稳定
相关检查
呼吸循环支持
完善术前备血，做好术前准备，相关科室会诊
根据病情，送手术室、监护室或病房
CRASH-PLAN 评估：
C 为心脏（cardial）
R 为呼吸
（respiration）
A 为腹部(abdomen)
S 为脊柱(spine)
H 为头颅(head)
P 为骨盆(pelvis)
L 为四肢(limb)
A 为动脉(artery)
N 为神经(nerves)

注：AMPLE病史包括过敏（allergy/allergies）、药物（medication）、既往病史（past medical history）、最后一餐（last meal）、导致（events leading up to）。

1.2.2 急性颅脑创伤的处理流程

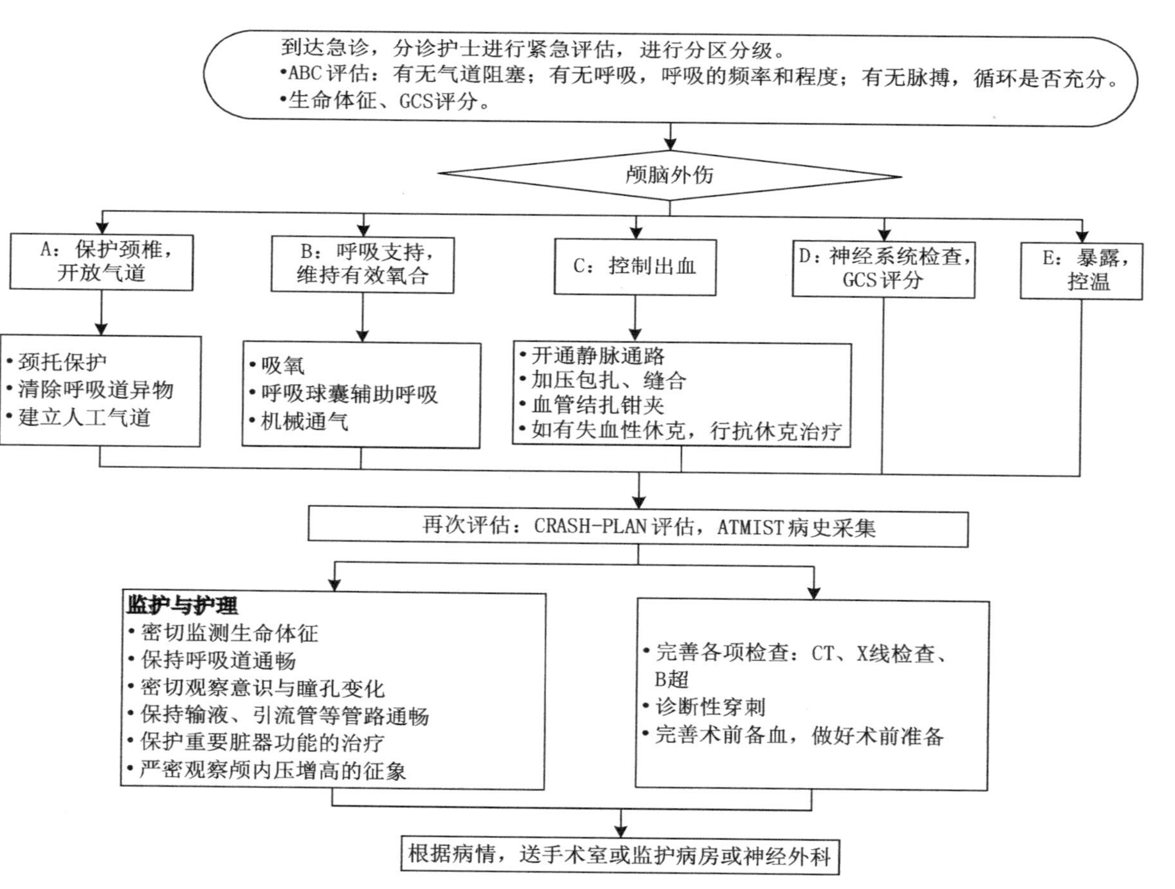
到达急诊，分诊护士进行紧急评估，进行分区分级。
•ABC评估：有无气道阻塞；有无呼吸，呼吸的频率和程度；有无脉搏，循环是否充分。
•生命体征、GCS评分。
颅脑外伤
A：保护颈椎，开放气道
B：呼吸支持，维持有效氧合
C：控制出血
D：神经系统检查，GCS评分
E：暴露，控温
•颈托保护
•清除呼吸道异物
•建立人工气道
•吸氧
•呼吸球囊辅助呼吸
•机械通气
•开通静脉通路
•加压包扎、缝合
•血管结扎钳夹
•如有失血性休克，行抗休克治疗
再次评估：CRASH-PLAN评估，ATMIST病史采集
监护与护理
•密切监测生命体征
•保持呼吸道通畅
•密切观察意识与瞳孔变化
•保持输液、引流管等管路通畅
•保护重要脏器功能的治疗
•严密观察颅内压增高的征象
•完善各项检查：CT、X线检查、B超
•诊断性穿刺
•完善术前备血，做好术前准备
根据病情，送手术室或监护病房或神经外科

注：ATMIST病史包括年龄（age）、受伤时间（time）、致伤机制（mechanism of injury）、受伤部位（injuries）、症状体征（sign）、院前处理（treatment）。

1.2.3　多发伤的处理流程

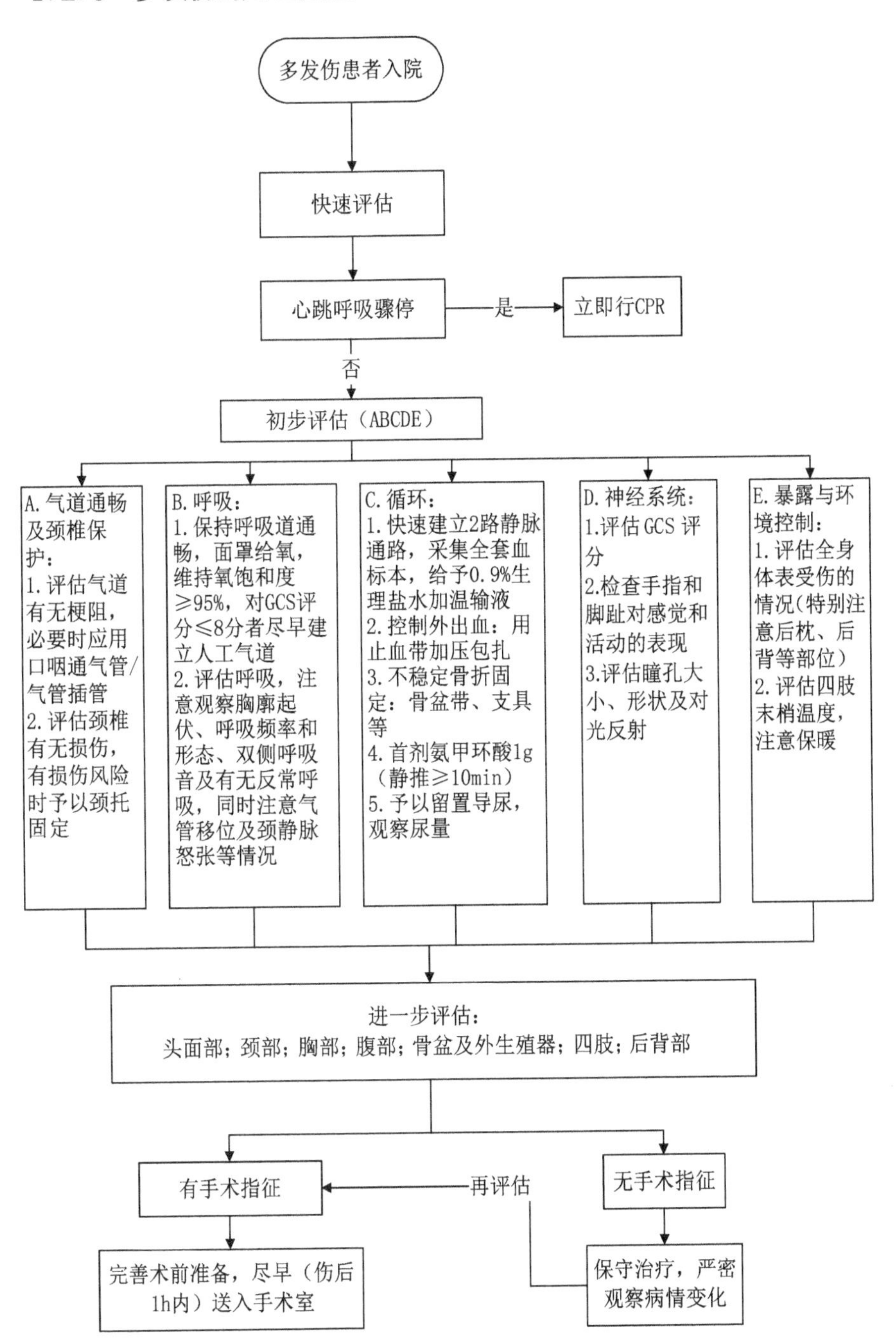

多发伤患者入院
快速评估
心跳呼吸骤停
是
立即行CPR
否
初步评估（ABCDE）
A. 气道通畅及颈椎保护：
1. 评估气道有无梗阻，必要时应用口咽通气管/气管插管
2. 评估颈椎有无损伤，有损伤风险时予以颈托固定
B. 呼吸：
1. 保持呼吸道通畅，面罩给氧，维持氧饱和度≥95%，对GCS评分≤8分者尽早建立人工气道
2. 评估呼吸，注意观察胸廓起伏、呼吸频率和形态、双侧呼吸音及有无反常呼吸，同时注意气管移位及颈静脉怒张等情况
C. 循环：
1. 快速建立2路静脉通路，采集全套血标本，给予0.9%生理盐水加温输液
2. 控制外出血：用止血带加压包扎
3. 不稳定骨折固定：骨盆带、支具等
4. 首剂氨甲环酸1g（静推≥10min）
5. 予以留置导尿，观察尿量
D. 神经系统：
1.评估GCS评分
2.检查手指和脚趾对感觉和活动的表现
3.评估瞳孔大小、形状及对光反射
E. 暴露与环境控制：
1. 评估全身体表受伤的情况(特别注意后枕、后背等部位)
2. 评估四肢末梢温度，注意保暖
进一步评估：
头面部；颈部；胸部；腹部；骨盆及外生殖器；四肢；后背部
有手术指征
再评估
无手术指征
完善术前准备，尽早（伤后1h内）送入手术室
保守治疗，严密观察病情变化

1.2.4 心肌梗死的诊治流程

提示心肌缺血或心肌梗死的症状

网络医院转诊

呼叫120急救中心

院内突发胸痛

自行来院

1. 评估并维持生命体征、制动、吸氧、监护、建立静脉通道
2. 心电图检查，并将其传输，电话通知胸痛热线
3. 双抗血小板、强化他汀*

生命体征是否稳定

否

CPR

是

1. 评估及维持生命体征、询问病史、既往用药的情况
2. 心电图检查，并将其传输到胸痛中心，电话通知胸痛热线
3. 肌钙蛋白检查
4. 双抗血小板、强化他汀*

生命体征是否稳定

否

CPR

是

STEMI

家属同意手术

预计FMC-to-B<120min

一键启动导管室

绕行急诊

急诊PCI

启动院前溶栓准备

知情同意

溶栓

失败

补救PCI

成功

CCU

2~24h CAG

NSTEMI/UA

心内科病房或CCU

危险分层，复查心电图、肌钙蛋白

极高危组

2h内紧急PCI

高危组

24h内紧急PCI

中危组

72h内紧急PCI

低危组

72h内负荷试验

阳性

CAG

阴性

出院、门诊随访

STEMI

完成PCI/溶栓术前准备

建议急诊PCI

是

启动导管室

PCI

否

启动溶栓

病房或CCU溶栓

补救PCI

2~24h CAG

注:*表示双抗代表阿司匹林300mg、替格瑞洛180mg（或氯吡格雷600mg）。

1.2.5 NSTEMI/UA 初步评估及再评估的流程

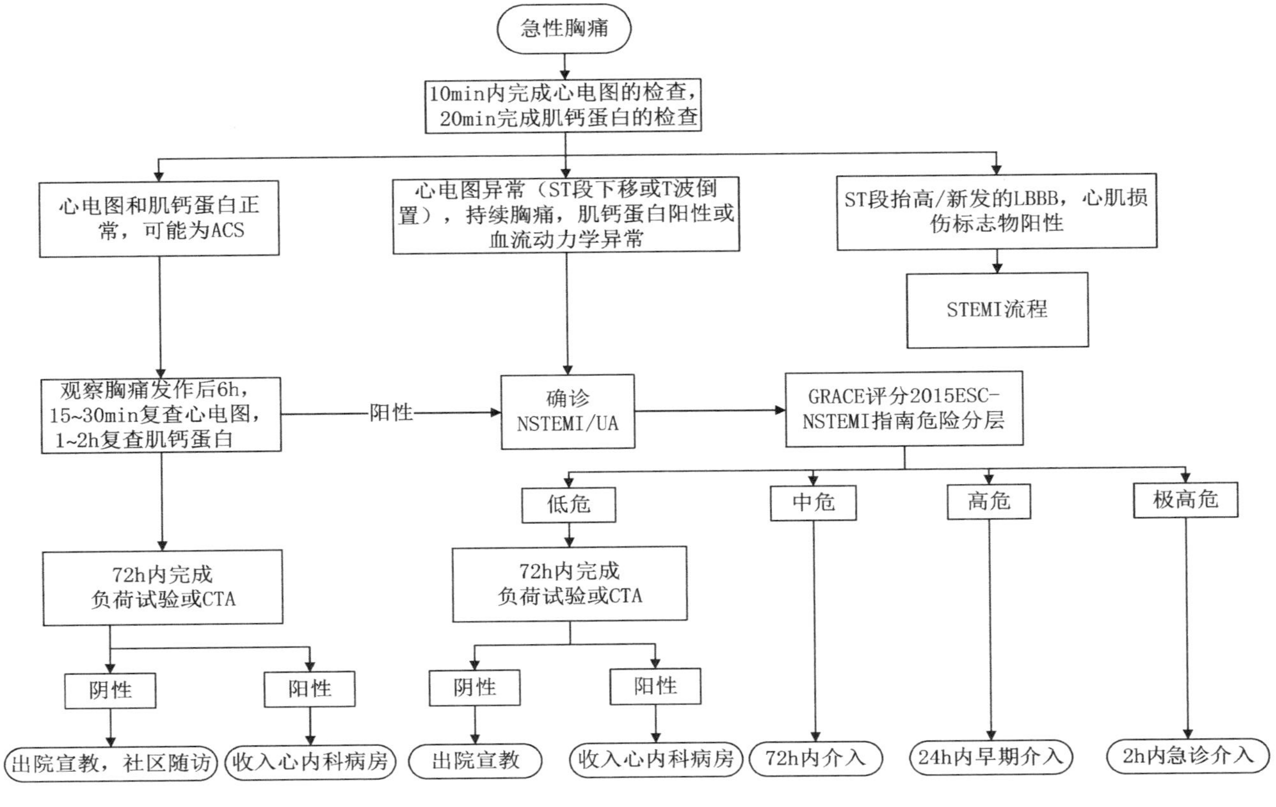

急性胸痛
10min内完成心电图的检查，20min完成肌钙蛋白的检查
心电图和肌钙蛋白正常，可能为ACS
心电图异常（ST段下移或T波倒置），持续胸痛，肌钙蛋白阳性或血流动力学异常
ST段抬高/新发的LBBB，心肌损伤标志物阳性
STEMI流程
观察胸痛发作后6h，15~30min复查心电图，1~2h复查肌钙蛋白
阳性
确诊NSTEMI/UA
GRACE评分2015ESC-NSTEMI指南危险分层
低危
中危
高危
极高危
72h内完成负荷试验或CTA
72h内完成负荷试验或CTA
阴性
阳性
阴性
阳性
出院宣教，社区随访
收入心内科病房
出院宣教
收入心内科病房
72h内介入
24h内早期介入
2h内急诊介入

1.2.6 缺血性脑卒中静脉溶栓的治疗流程

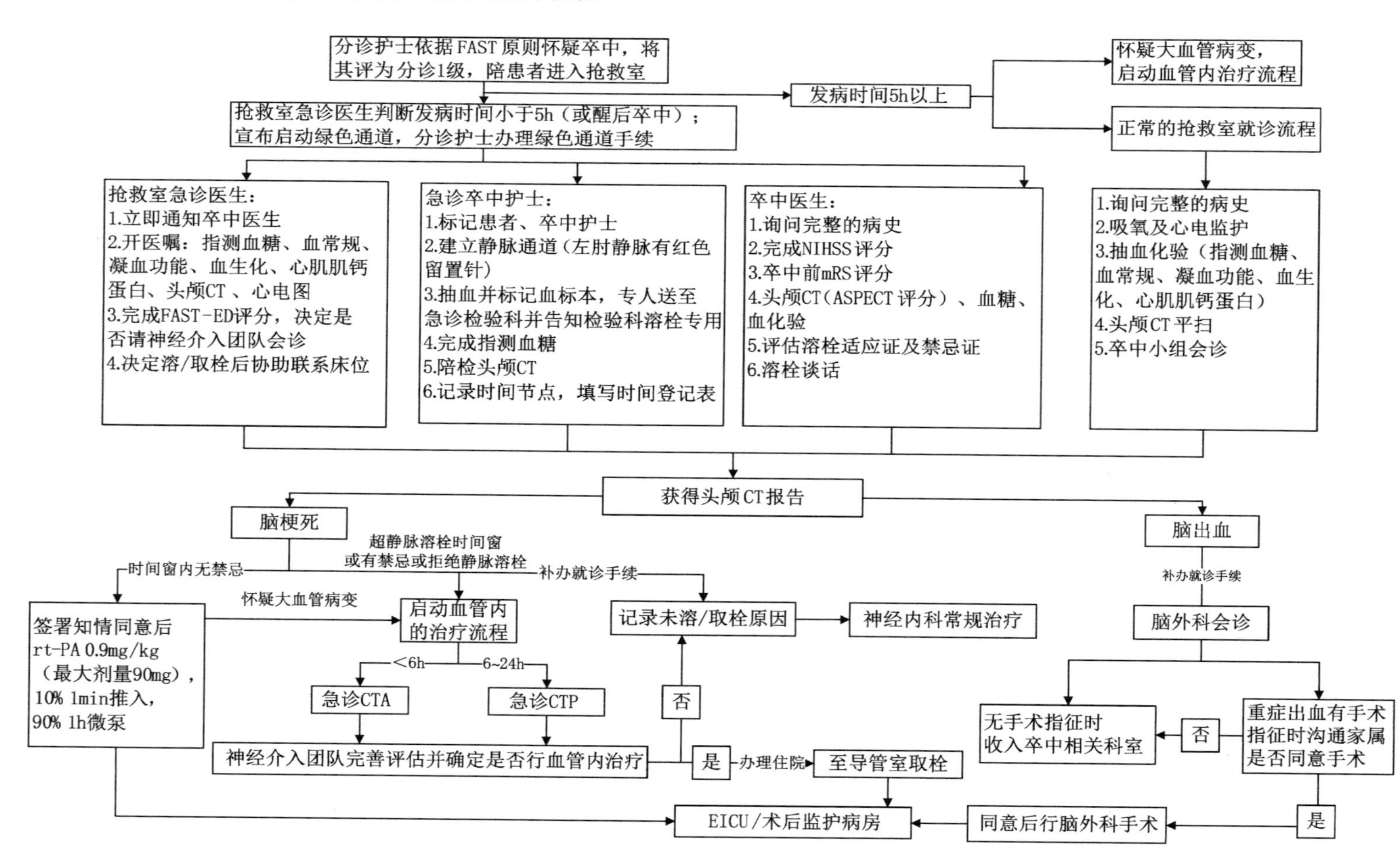

分诊护士依据FAST原则怀疑卒中，将其评为分诊1级，陪患者进入抢救室
发病时间5h以上
怀疑大血管病变，启动血管内治疗流程
正常的抢救室就诊流程
抢救室急诊医生判断发病时间小于5h（或醒后卒中）；宣布启动绿色通道，分诊护士办理绿色通道手续
抢救室急诊医生：
1.立即通知卒中医生
2.开医嘱：指测血糖、血常规、凝血功能、血生化、心肌肌钙蛋白、头颅CT、心电图
3.完成FAST-ED评分，决定是否请神经介入团队会诊
4.决定溶/取栓后协助联系床位
急诊卒中护士：
1.标记患者、卒中护士
2.建立静脉通道（左肘静脉有红色留置针）
3.抽血并标记血标本，专人送至急诊检验科并告知检验科溶栓专用
4.完成指测血糖
5.陪检头颅CT
6.记录时间节点，填写时间登记表
卒中医生：
1.询问完整的病史
2.完成NIHSS评分
3.卒中前mRS评分
4.头颅CT（ASPECT评分）、血糖、血化验
5.评估溶栓适应证及禁忌证
6.溶栓谈话
1.询问完整的病史
2.吸氧及心电监护
3.抽血化验（指测血糖、血常规、凝血功能、血生化、心肌肌钙蛋白）
4.头颅CT平扫
5.卒中小组会诊
获得头颅CT报告
脑梗死
脑出血
时间窗内无禁忌
超静脉溶栓时间窗
或有禁忌或拒绝静脉溶栓
补办就诊手续
怀疑大血管病变
签署知情同意后
rt-PA 0.9mg/kg
（最大剂量90mg），
10% 1min推入，
90% 1h微泵
启动血管内的治疗流程
<6h
6~24h
急诊CTA
急诊CTP
神经介入团队完善评估并确定是否行血管内治疗
记录未溶/取栓原因
神经内科常规治疗
否
是
办理住院
至导管室取栓
补办就诊手续
脑外科会诊
无手术指征时收入卒中相关科室
否
重症出血有手术指征时沟通家属是否同意手术
是
同意后行脑外科手术
EICU/术后监护病房

1.2.7　缺血性脑卒中急诊血管内介入治疗的流程

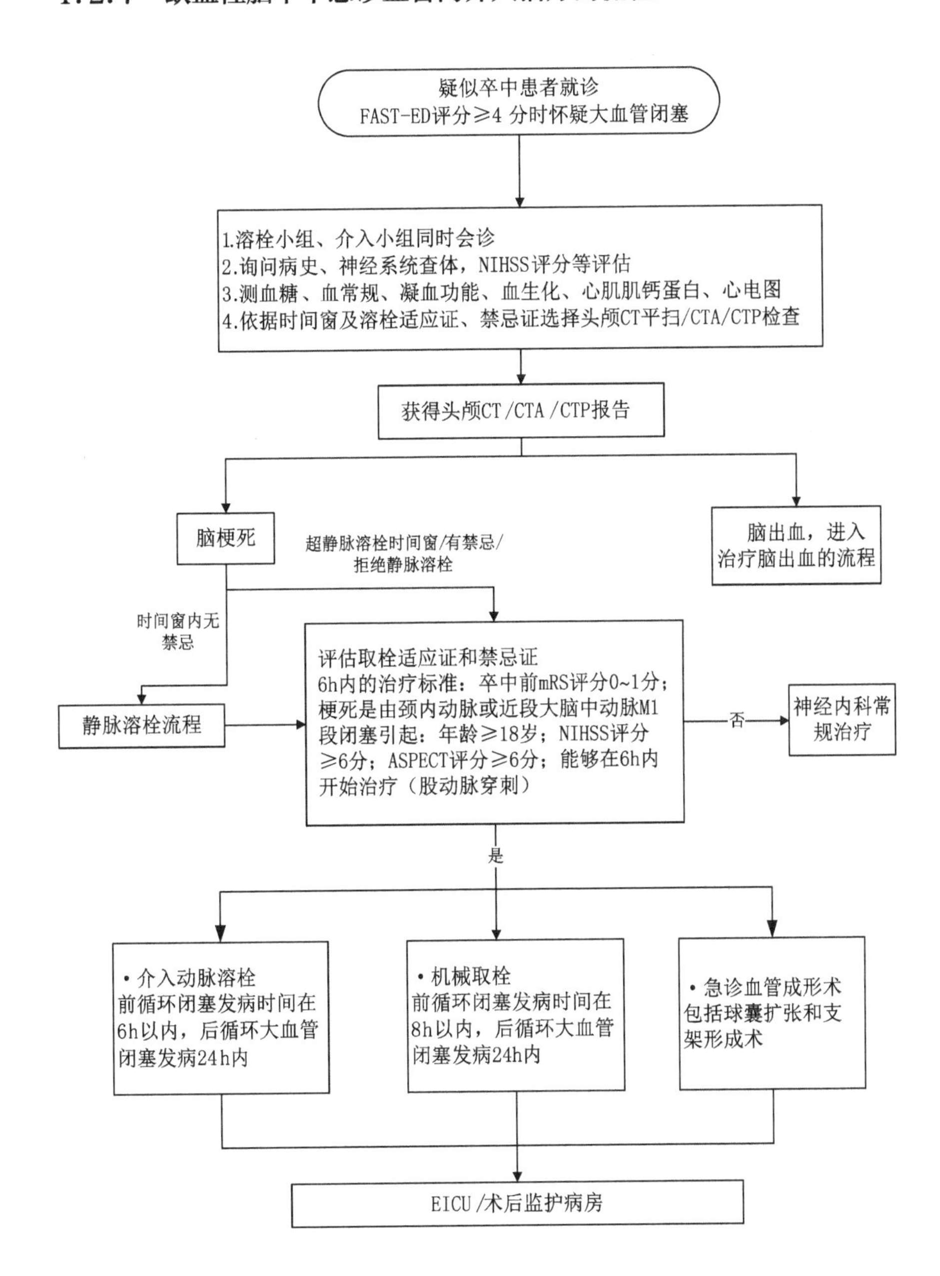
疑似卒中患者就诊
FAST-ED评分≥4 分时怀疑大血管闭塞
1.溶栓小组、介入小组同时会诊
2.询问病史、神经系统查体，NIHSS评分等评估
3.测血糖、血常规、凝血功能、血生化、心肌肌钙蛋白、心电图
4.依据时间窗及溶栓适应证、禁忌证选择头颅CT平扫/CTA/CTP检查
获得头颅CT /CTA /CTP报告
脑梗死
脑出血，进入治疗脑出血的流程
超静脉溶栓时间窗/有禁忌/拒绝静脉溶栓
时间窗内无禁忌
静脉溶栓流程
评估取栓适应证和禁忌证
6h内的治疗标准：卒中前mRS评分0~1分；梗死是由颈内动脉或近段大脑中动脉M1段闭塞引起：年龄≥18岁；NIHSS评分≥6分；ASPECT评分≥6分；能够在6h内开始治疗（股动脉穿刺）
否
神经内科常规治疗
是
• 介入动脉溶栓
前循环闭塞发病时间在6h以内，后循环大血管闭塞发病24h内
• 机械取栓
前循环闭塞发病时间在8h以内，后循环大血管闭塞发病24h内
• 急诊血管成形术
包括球囊扩张和支架形成术
EICU /术后监护病房

1.2.8 急性心力衰竭诊疗的流程

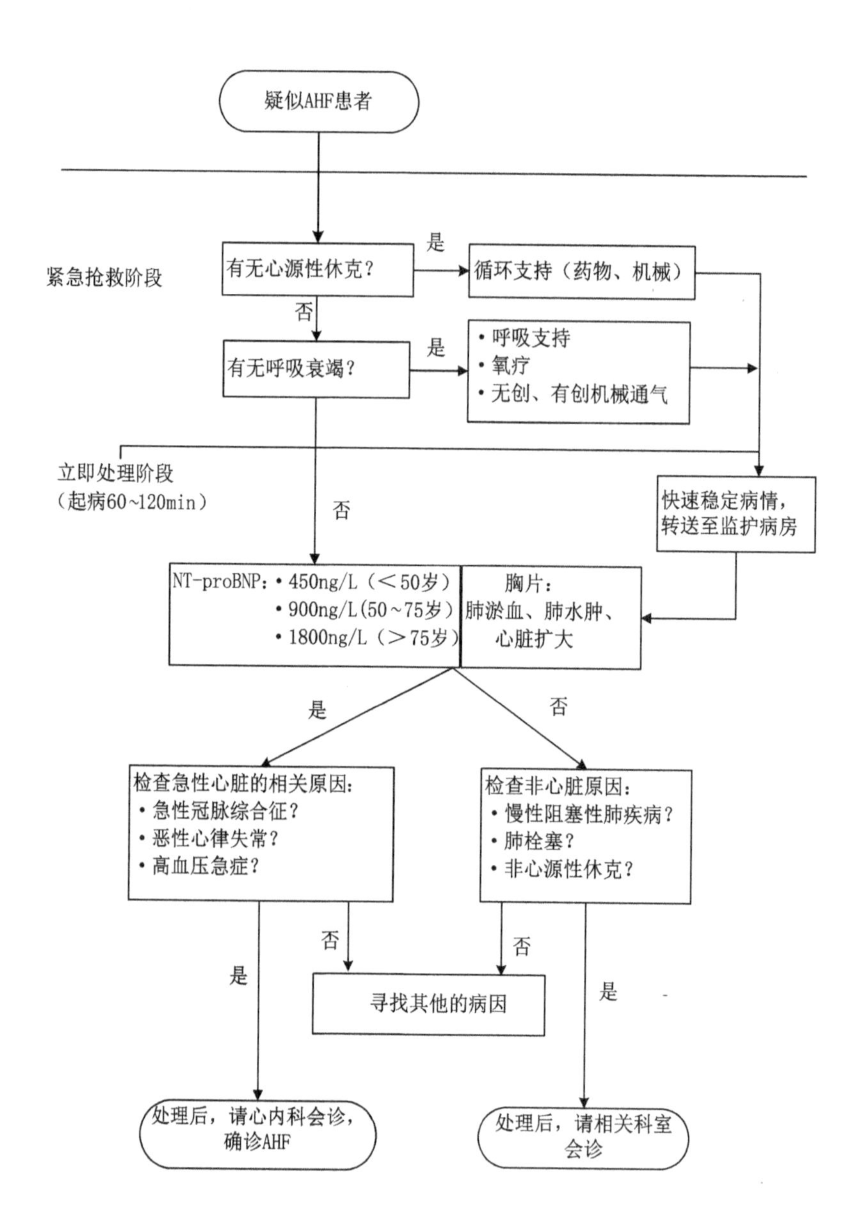

疑似AHF患者
紧急抢救阶段
有无心源性休克？
是
循环支持（药物、机械）
否
有无呼吸衰竭？
是
• 呼吸支持
• 氧疗
• 无创、有创机械通气
立即处理阶段
（起病60~120min）
否
快速稳定病情，
转送至监护病房
NT-proBNP：• 450ng/L（＜50岁）
• 900ng/L(50～75岁）
• 1800ng/L（＞75岁）
胸片：
肺淤血、肺水肿、
心脏扩大
是
否
检查急性心脏的相关原因：
• 急性冠脉综合征？
• 恶性心律失常？
• 高血压急症？
检查非心脏原因：
• 慢性阻塞性肺疾病？
• 肺栓塞？
• 非心源性休克？
否
否
是
是
寻找其他的病因
处理后，请心内科会诊，
确诊AHF
处理后，请相关科室
会诊

1.2.9　急性心力衰竭的急救流程

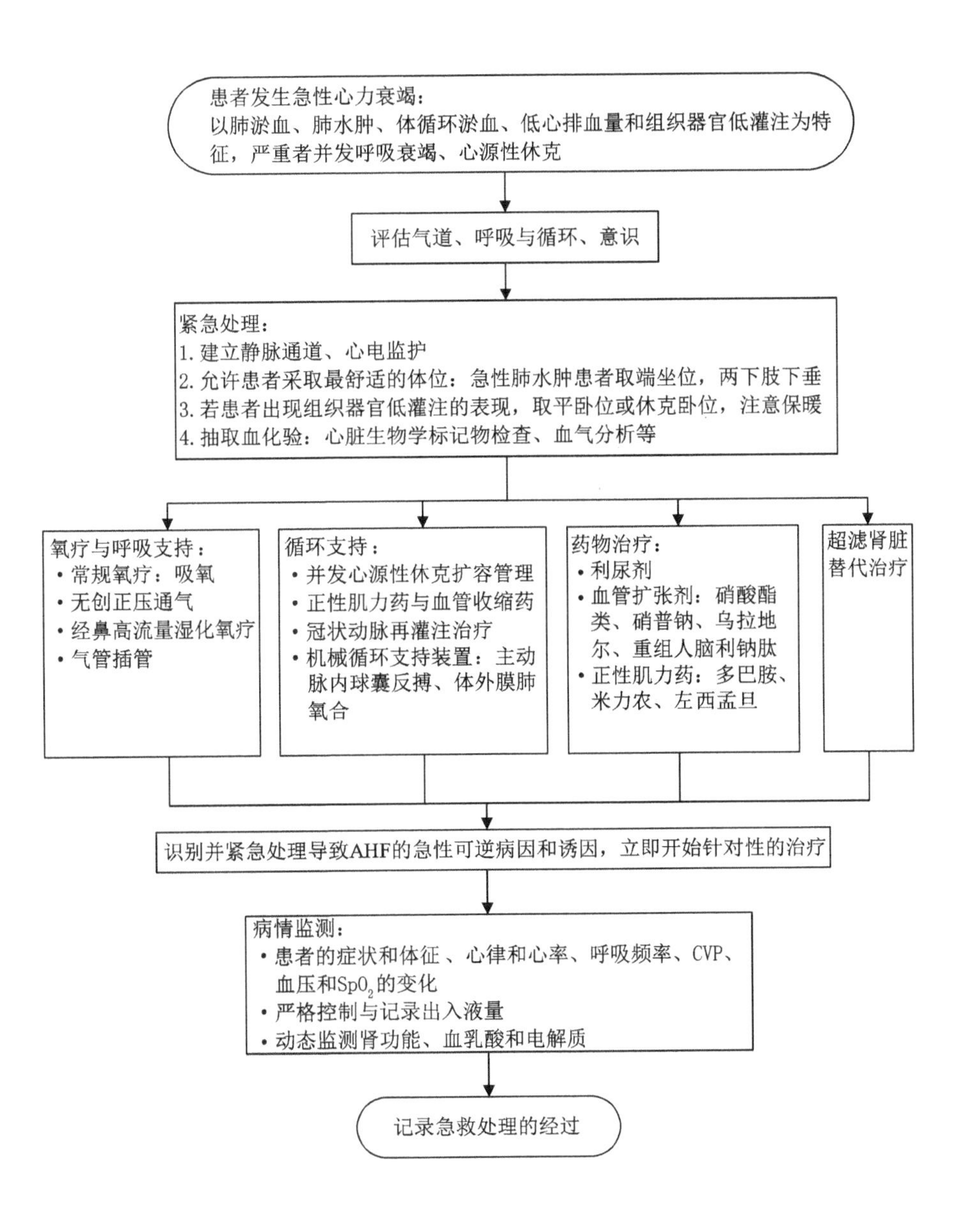
患者发生急性心力衰竭：
以肺淤血、肺水肿、体循环淤血、低心排血量和组织器官低灌注为特征，严重者并发呼吸衰竭、心源性休克
评估气道、呼吸与循环、意识
紧急处理：
1. 建立静脉通道、心电监护
2. 允许患者采取最舒适的体位：急性肺水肿患者取端坐位，两下肢下垂
3. 若患者出现组织器官低灌注的表现，取平卧位或休克卧位，注意保暖
4. 抽取血化验：心脏生物学标记物检查、血气分析等
氧疗与呼吸支持：
• 常规氧疗：吸氧
• 无创正压通气
• 经鼻高流量湿化氧疗
• 气管插管
循环支持：
• 并发心源性休克扩容管理
• 正性肌力药与血管收缩药
• 冠状动脉再灌注治疗
• 机械循环支持装置：主动脉内球囊反搏、体外膜肺氧合
药物治疗：
• 利尿剂
• 血管扩张剂：硝酸酯类、硝普钠、乌拉地尔、重组人脑利钠肽
• 正性肌力药：多巴胺、米力农、左西孟旦
超滤肾脏替代治疗
识别并紧急处理导致AHF的急性可逆病因和诱因，立即开始针对性的治疗
病情监测：
• 患者的症状和体征、心律和心率、呼吸频率、CVP、血压和SpO_2的变化
• 严格控制与记录出入液量
• 动态监测肾功能、血乳酸和电解质
记录急救处理的经过

1.2.10 呼吸衰竭的处理流程

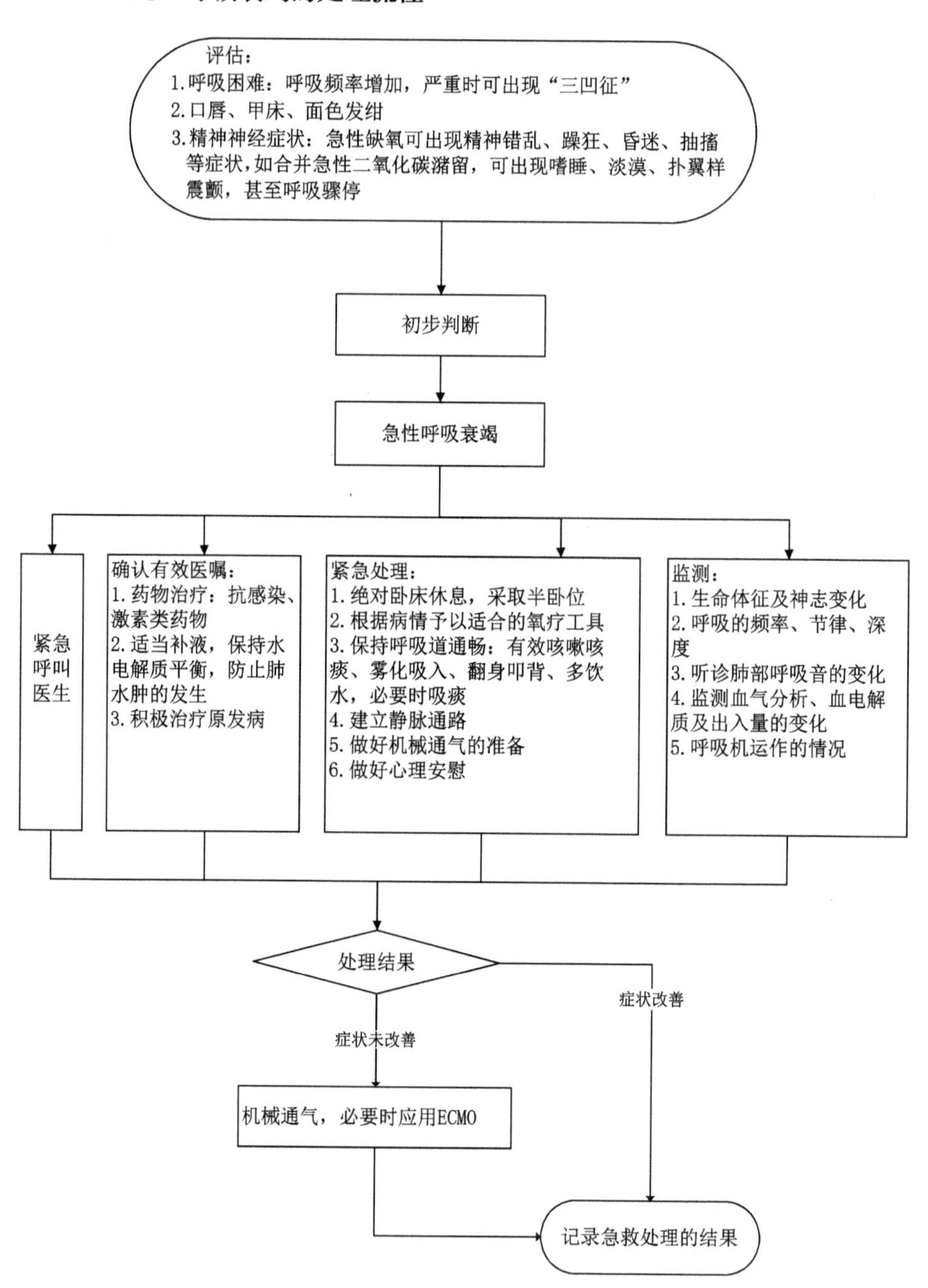
评估：
1.呼吸困难：呼吸频率增加，严重时可出现“三凹征”
2.口唇、甲床、面色发绀
3.精神神经症状：急性缺氧可出现精神错乱、躁狂、昏迷、抽搐等症状，如合并急性二氧化碳潴留，可出现嗜睡、淡漠、扑翼样震颤，甚至呼吸骤停
初步判断
急性呼吸衰竭
紧急呼叫医生
确认有效医嘱：
1.药物治疗：抗感染、激素类药物
2.适当补液，保持水电解质平衡，防止肺水肿的发生
3.积极治疗原发病
紧急处理：
1.绝对卧床休息，采取半卧位
2.根据病情予以适合的氧疗工具
3.保持呼吸道通畅：有效咳嗽咳痰、雾化吸入、翻身叩背、多饮水，必要时吸痰
4.建立静脉通路
5.做好机械通气的准备
6.做好心理安慰
监测：
1.生命体征及神志变化
2.呼吸的频率、节律、深度
3.听诊肺部呼吸音的变化
4.监测血气分析、血电解质及出入量的变化
5.呼吸机运作的情况
处理结果
症状改善
症状未改善
机械通气，必要时应用ECMO
记录急救处理的结果

1.3　常见的急诊病的急救流程

1.3.1　成人心搏骤停的急救流程

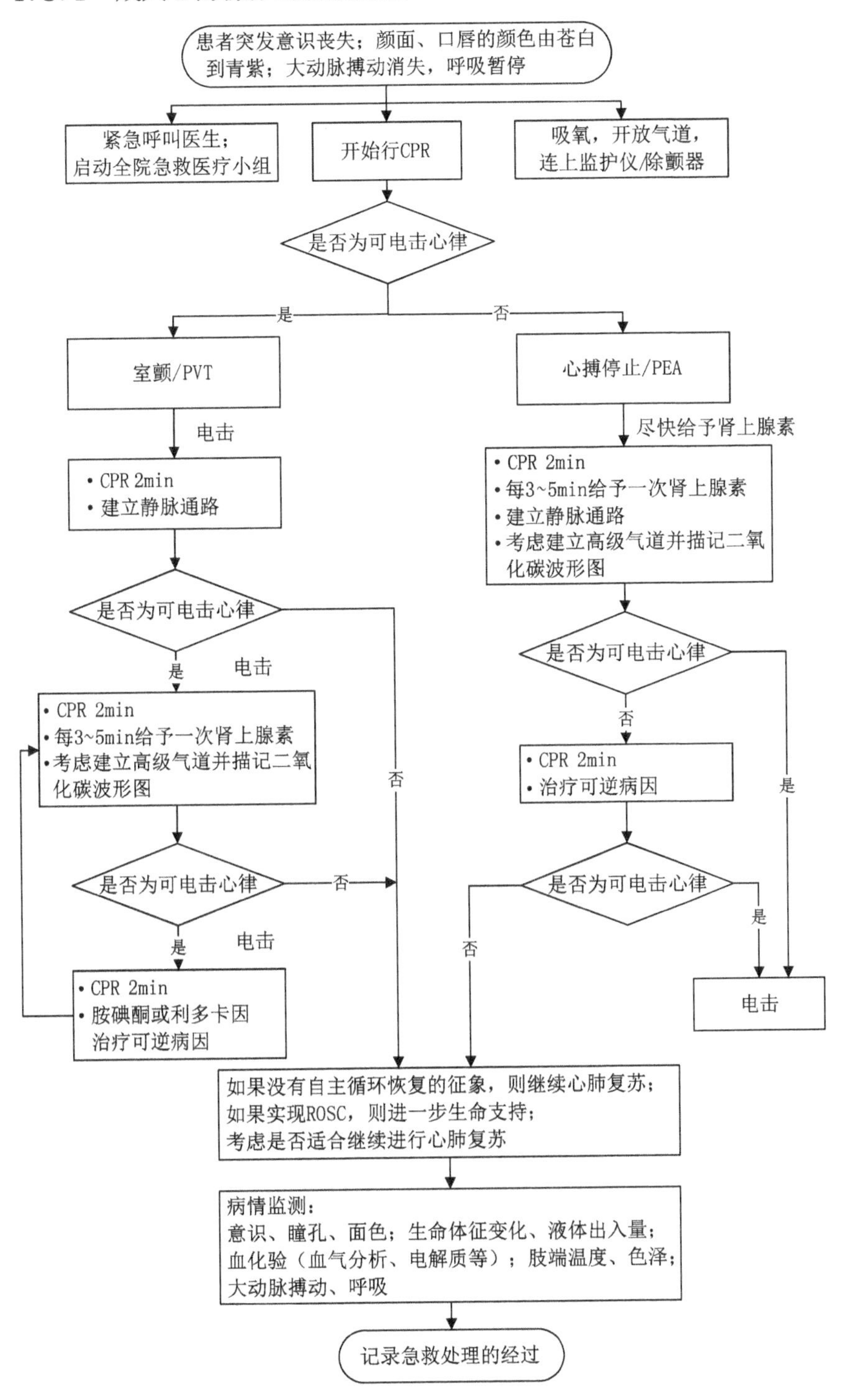

患者突发意识丧失；颜面、口唇的颜色由苍白到青紫；大动脉搏动消失，呼吸暂停
紧急呼叫医生；启动全院急救医疗小组
开始行CPR
吸氧，开放气道，连上监护仪/除颤器
是否为可电击心律
是
否
室颤/PVT
心搏停止/PEA
电击
尽快给予肾上腺素
• CPR 2min
• 建立静脉通路
• CPR 2min
• 每3~5min给予一次肾上腺素
• 建立静脉通路
• 考虑建立高级气道并描记二氧化碳波形图
是否为可电击心律
是
电击
否
是否为可电击心律
否
是
• CPR 2min
• 每3~5min给予一次肾上腺素
• 考虑建立高级气道并描记二氧化碳波形图
• CPR 2min
• 治疗可逆病因
是否为可电击心律
否
是否为可电击心律
是
否
是
电击
• CPR 2min
• 胺碘酮或利多卡因
治疗可逆病因
电击
如果没有自主循环恢复的征象，则继续心肺复苏；
如果实现ROSC，则进一步生命支持；
考虑是否适合继续进行心肺复苏
病情监测：
意识、瞳孔、面色；生命体征变化、液体出入量；
血化验（血气分析、电解质等）；肢端温度、色泽；
大动脉搏动、呼吸
记录急救处理的经过

1.3.2 急性气道梗阻的急救流程

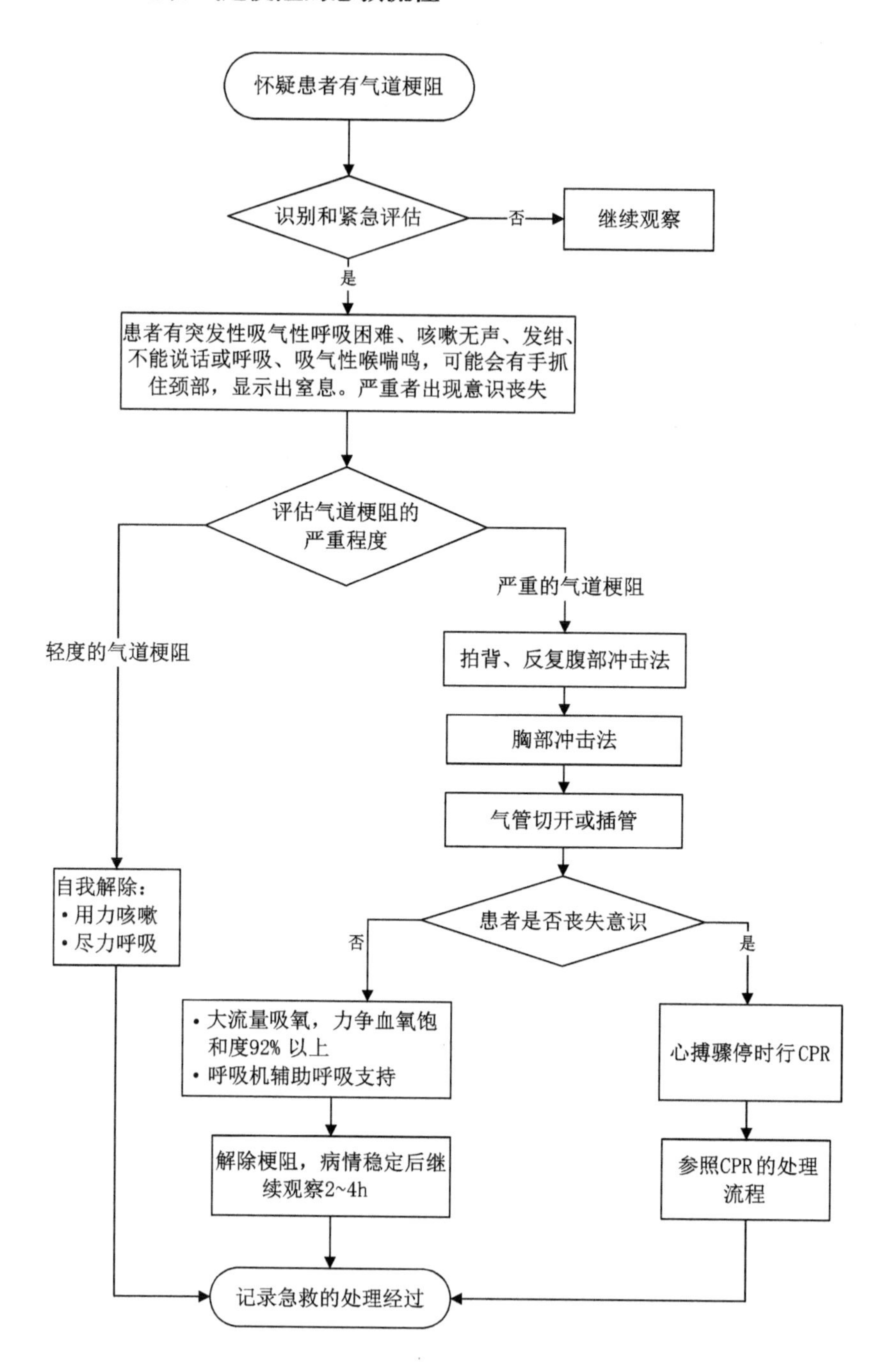
怀疑患者有气道梗阻
识别和紧急评估
否
继续观察
是
患者有突发性吸气性呼吸困难、咳嗽无声、发绀、不能说话或呼吸、吸气性喉喘鸣，可能会有手抓住颈部，显示出窒息。严重者出现意识丧失
评估气道梗阻的严重程度
轻度的气道梗阻
严重的气道梗阻
拍背、反复腹部冲击法
胸部冲击法
气管切开或插管
自我解除：
• 用力咳嗽
• 尽力呼吸
患者是否丧失意识
否
是
• 大流量吸氧，力争血氧饱和度92% 以上
• 呼吸机辅助呼吸支持
心搏骤停时行CPR
解除梗阻，病情稳定后继续观察2~4h
参照CPR的处理流程
记录急救的处理经过

1.3.3　过敏性休克的急救流程

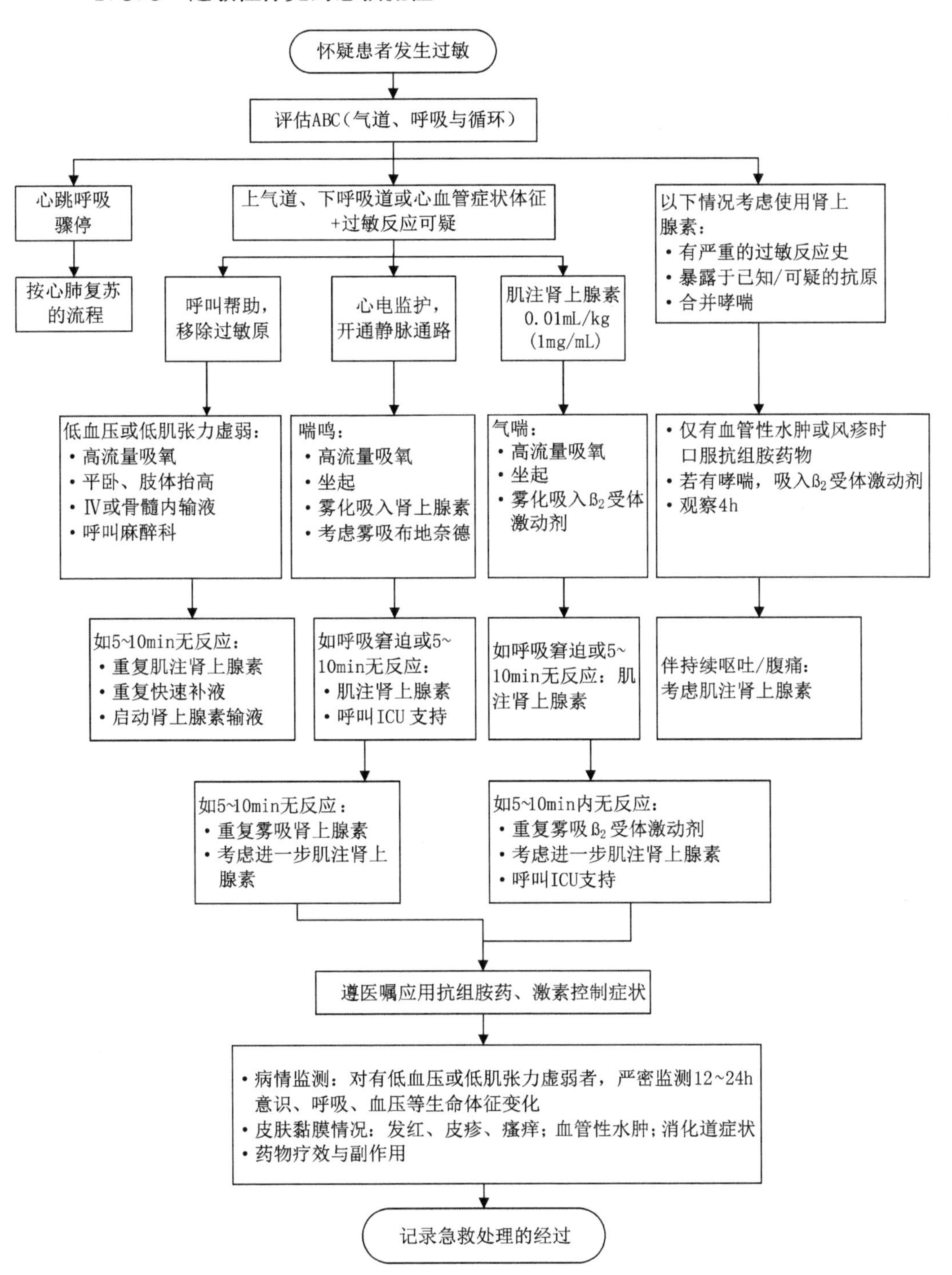
怀疑患者发生过敏
评估ABC（气道、呼吸与循环）
心跳呼吸骤停
按心肺复苏的流程
上气道、下呼吸道或心血管症状体征+过敏反应可疑
以下情况考虑使用肾上腺素：
• 有严重的过敏反应史
• 暴露于已知/可疑的抗原
• 合并哮喘
呼叫帮助，移除过敏原
心电监护，开通静脉通路
肌注肾上腺素 0.01mL/kg (1mg/mL)
低血压或低肌张力虚弱：
• 高流量吸氧
• 平卧、肢体抬高
• Ⅳ或骨髓内输液
• 呼叫麻醉科
喘鸣：
• 高流量吸氧
• 坐起
• 雾化吸入肾上腺素
• 考虑雾吸布地奈德
气喘：
• 高流量吸氧
• 坐起
• 雾化吸入β2受体激动剂
• 仅有血管性水肿或风疹时口服抗组胺药物
• 若有哮喘，吸入β2受体激动剂
• 观察4h
如5~10min无反应：
• 重复肌注肾上腺素
• 重复快速补液
• 启动肾上腺素输液
如呼吸窘迫或5~10min无反应：
• 肌注肾上腺素
• 呼叫ICU 支持
如呼吸窘迫或5~10min无反应：肌注肾上腺素
伴持续呕吐/腹痛：考虑肌注肾上腺素
如5~10min无反应：
• 重复雾吸肾上腺素
• 考虑进一步肌注肾上腺素
如5~10min内无反应：
• 重复雾吸β2受体激动剂
• 考虑进一步肌注肾上腺素
• 呼叫ICU支持
遵医嘱应用抗组胺药、激素控制症状
• 病情监测：对有低血压或低肌张力虚弱者，严密监测12~24h意识、呼吸、血压等生命体征变化
• 皮肤黏膜情况：发红、皮疹、瘙痒；血管性水肿；消化道症状
• 药物疗效与副作用
记录急救处理的经过

1.3.4 急性心房颤动的急救流程

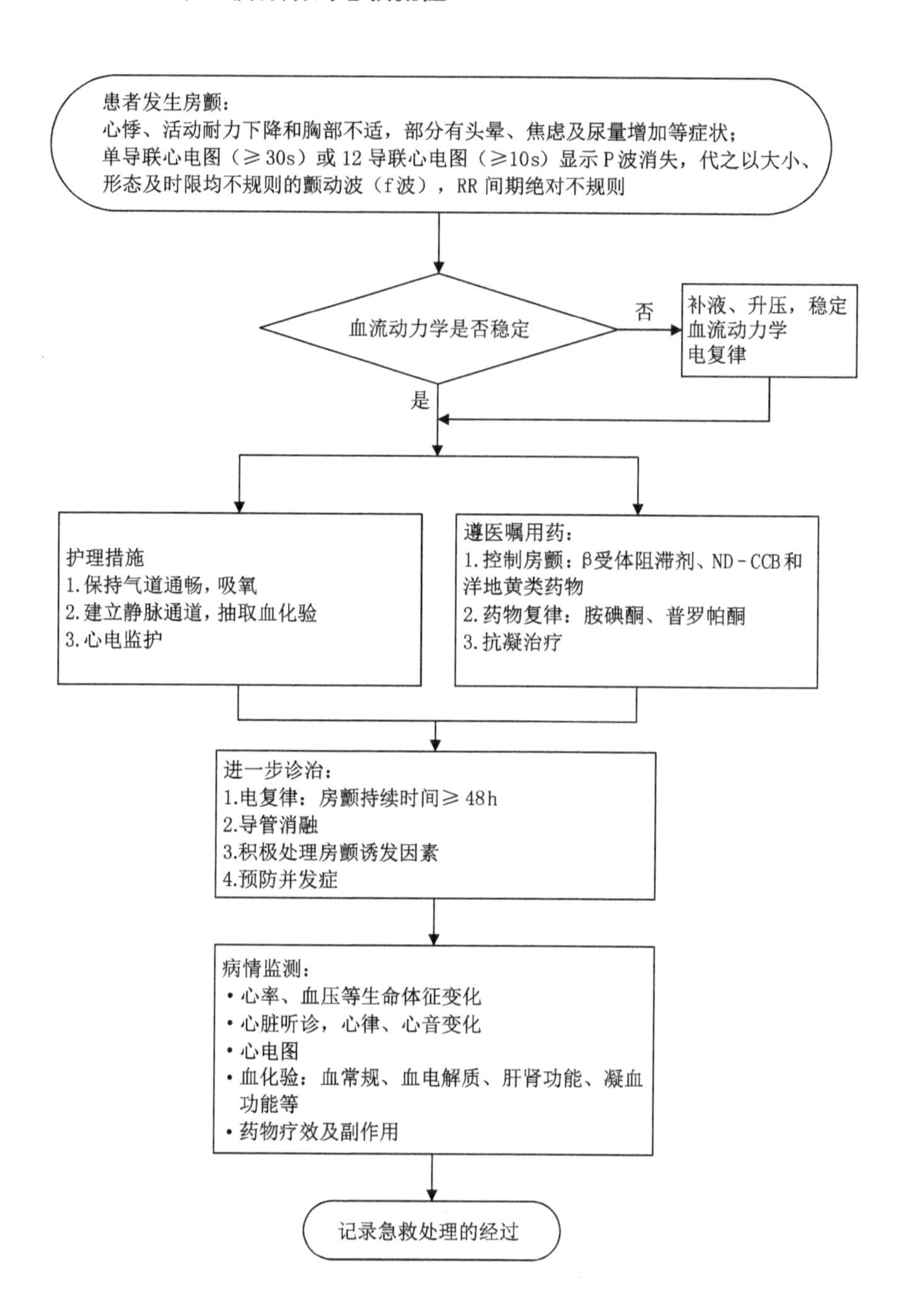
患者发生房颤：
心悸、活动耐力下降和胸部不适，部分有头晕、焦虑及尿量增加等症状；
单导联心电图（≥30s）或12导联心电图（≥10s）显示P波消失，代之以大小、形态及时限均不规则的颤动波（f波），RR间期绝对不规则
血流动力学是否稳定
否
补液、升压，稳定血流动力学
电复律
是
护理措施
1.保持气道通畅，吸氧
2.建立静脉通道，抽取血化验
3.心电监护
遵医嘱用药：
1.控制房颤：β受体阻滞剂、ND-CCB和洋地黄类药物
2.药物复律：胺碘酮、普罗帕酮
3.抗凝治疗
进一步诊治：
1.电复律：房颤持续时间≥48h
2.导管消融
3.积极处理房颤诱发因素
4.预防并发症
病情监测：
•心率、血压等生命体征变化
•心脏听诊，心律、心音变化
•心电图
•血化验：血常规、血电解质、肝肾功能、凝血功能等
•药物疗效及副作用
记录急救处理的经过

1.3.5 阵发性室上性心动过速的急救流程

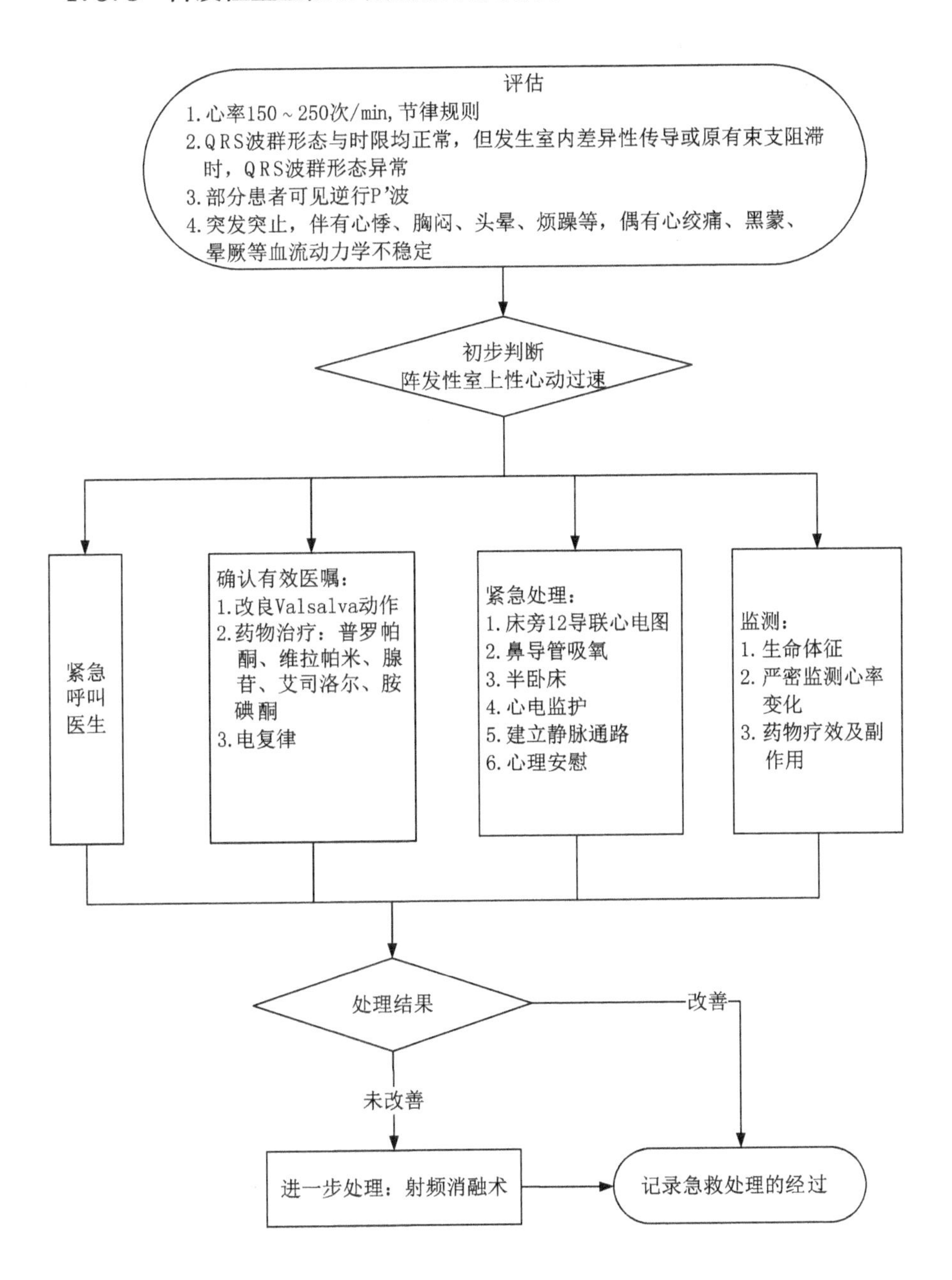
评估
1.心率150～250次/min,节律规则
2.QRS波群形态与时限均正常，但发生室内差异性传导或原有束支阻滞时，QRS波群形态异常
3.部分患者可见逆行P'波
4.突发突止，伴有心悸、胸闷、头晕、烦躁等，偶有心绞痛、黑蒙、晕厥等血流动力学不稳定
初步判断
阵发性室上性心动过速
紧急呼叫医生
确认有效医嘱：
1.改良Valsalva动作
2.药物治疗：普罗帕酮、维拉帕米、腺苷、艾司洛尔、胺碘酮
3.电复律
紧急处理：
1.床旁12导联心电图
2.鼻导管吸氧
3.半卧床
4.心电监护
5.建立静脉通路
6.心理安慰
监测：
1.生命体征
2.严密监测心率变化
3.药物疗效及副作用
处理结果
改善
未改善
进一步处理：射频消融术
记录急救处理的经过

1.3.6 主动脉夹层的急救流程

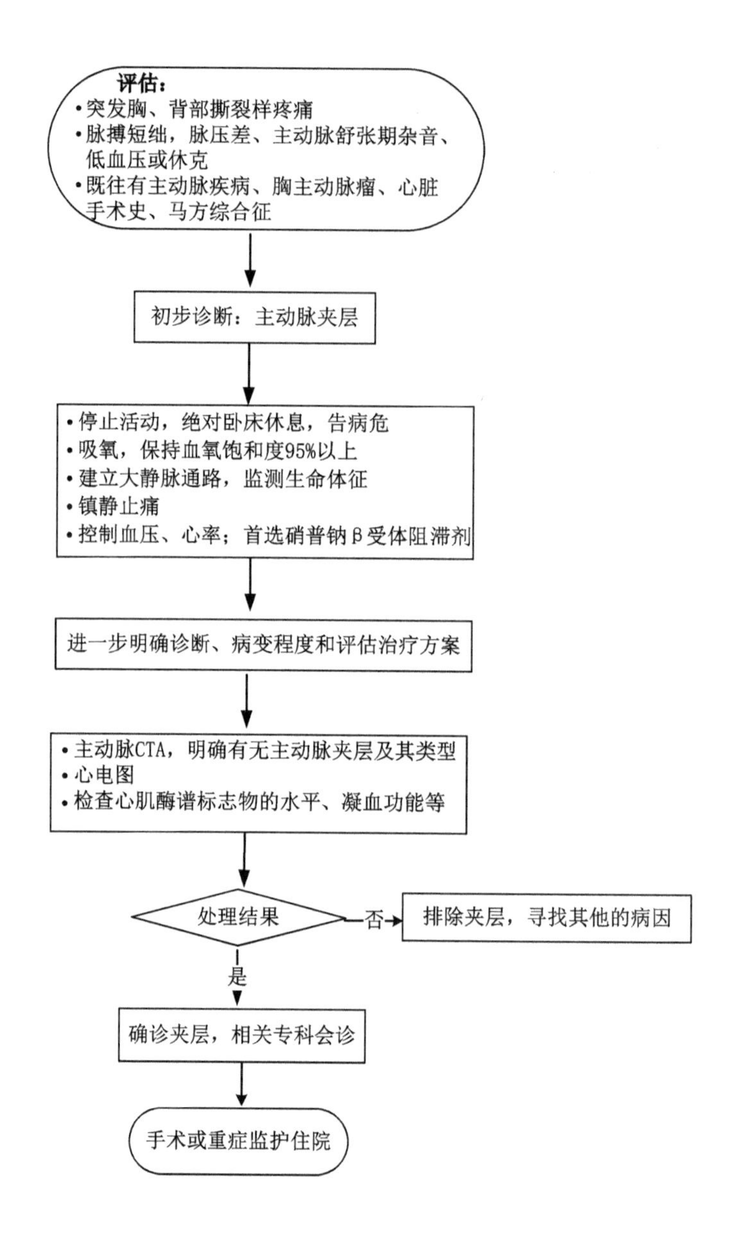
评估：
•突发胸、背部撕裂样疼痛
•脉搏短绌，脉压差、主动脉舒张期杂音、低血压或休克
•既往有主动脉疾病、胸主动脉瘤、心脏手术史、马方综合征
初步诊断：主动脉夹层
•停止活动，绝对卧床休息，告病危
•吸氧，保持血氧饱和度95%以上
•建立大静脉通路，监测生命体征
•镇静止痛
•控制血压、心率；首选硝普钠β受体阻滞剂
进一步明确诊断、病变程度和评估治疗方案
•主动脉CTA，明确有无主动脉夹层及其类型
•心电图
•检查心肌酶谱标志物的水平、凝血功能等
处理结果
否
排除夹层，寻找其他的病因
是
确诊夹层，相关专科会诊
手术或重症监护住院

1.3.7　急性呼吸窘迫综合征的急救流程

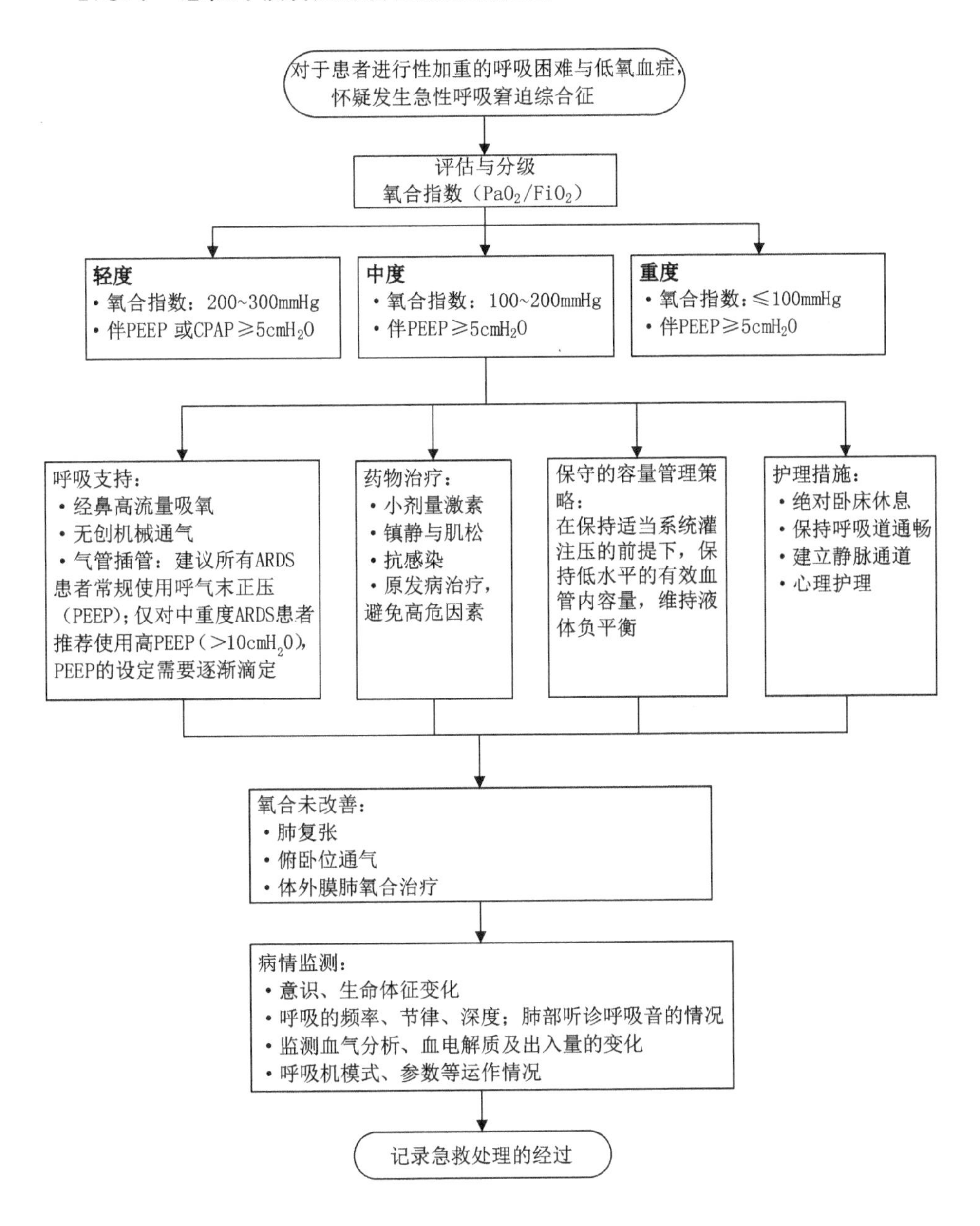

对于患者进行性加重的呼吸困难与低氧血症，怀疑发生急性呼吸窘迫综合征
评估与分级
氧合指数（PaO_2/FiO_2）
轻度
• 氧合指数：200~300mmHg
• 伴PEEP 或CPAP≥5cmH_2O
中度
• 氧合指数：100~200mmHg
• 伴PEEP≥5cmH_2O
重度
• 氧合指数：≤100mmHg
• 伴PEEP≥5cmH_2O
呼吸支持：
• 经鼻高流量吸氧
• 无创机械通气
• 气管插管：建议所有ARDS患者常规使用呼气末正压（PEEP）；仅对中重度ARDS患者推荐使用高PEEP（>10cmH_2O），PEEP的设定需要逐渐滴定
药物治疗：
• 小剂量激素
• 镇静与肌松
• 抗感染
• 原发病治疗，避免高危因素
保守的容量管理策略：
在保持适当系统灌注压的前提下，保持低水平的有效血管内容量，维持液体负平衡
护理措施：
• 绝对卧床休息
• 保持呼吸道通畅
• 建立静脉通道
• 心理护理
氧合未改善：
• 肺复张
• 俯卧位通气
• 体外膜肺氧合治疗
病情监测：
• 意识、生命体征变化
• 呼吸的频率、节律、深度；肺部听诊呼吸音的情况
• 监测血气分析、血电解质及出入量的变化
• 呼吸机模式、参数等运作情况
记录急救处理的经过

注：CPAP：持续气道正压通气；FiO_2：吸入氧浓度；PaO_2：动脉氧分压；PEEP：呼气末正压；在轻度急性呼吸窘迫综合征的患者，可通过无创机械通气给予 PEEP 。

1.3.8 致命性肺血栓栓塞的急救流程

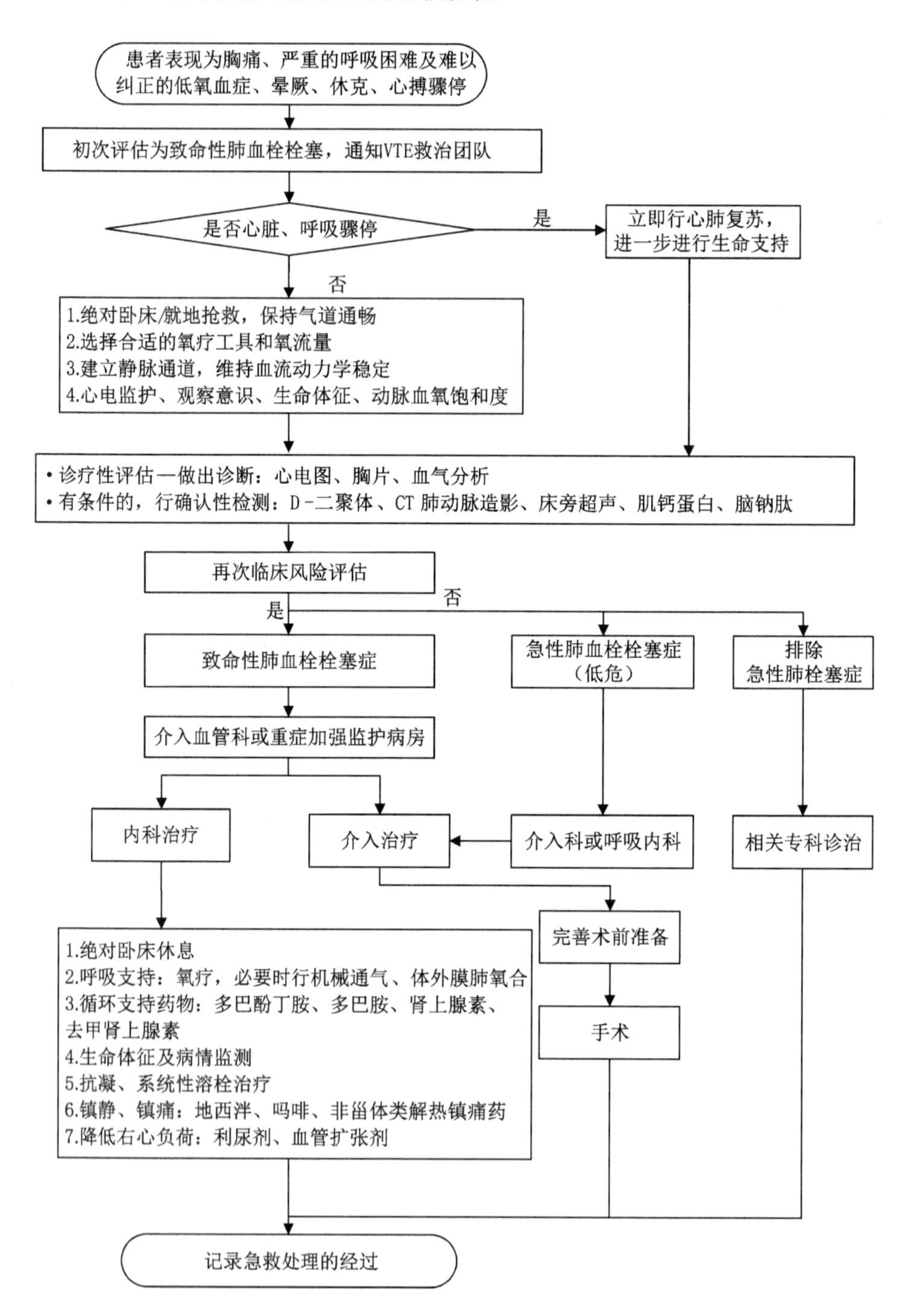
患者表现为胸痛、严重的呼吸困难及难以纠正的低氧血症、晕厥、休克、心搏骤停
初次评估为致命性肺血栓栓塞，通知VTE救治团队
是否心脏、呼吸骤停
是
立即行心肺复苏，进一步进行生命支持
否
1.绝对卧床/就地抢救，保持气道通畅
2.选择合适的氧疗工具和氧流量
3.建立静脉通道，维持血流动力学稳定
4.心电监护、观察意识、生命体征、动脉血氧饱和度
• 诊疗性评估—做出诊断：心电图、胸片、血气分析
• 有条件的，行确认性检测：D-二聚体、CT 肺动脉造影、床旁超声、肌钙蛋白、脑钠肽
再次临床风险评估
是
否
致命性肺血栓栓塞症
急性肺血栓栓塞症（低危）
排除急性肺栓塞症
介入血管科或重症加强监护病房
内科治疗
介入治疗
介入科或呼吸内科
相关专科诊治
完善术前准备
手术
1.绝对卧床休息
2.呼吸支持：氧疗，必要时行机械通气、体外膜肺氧合
3.循环支持药物：多巴酚丁胺、多巴胺、肾上腺素、去甲肾上腺素
4.生命体征及病情监测
5.抗凝、系统性溶栓治疗
6.镇静、镇痛：地西泮、吗啡、非甾体类解热镇痛药
7.降低右心负荷：利尿剂、血管扩张剂
记录急救处理的经过

1.3.9　支气管哮喘急性发作的急救流程

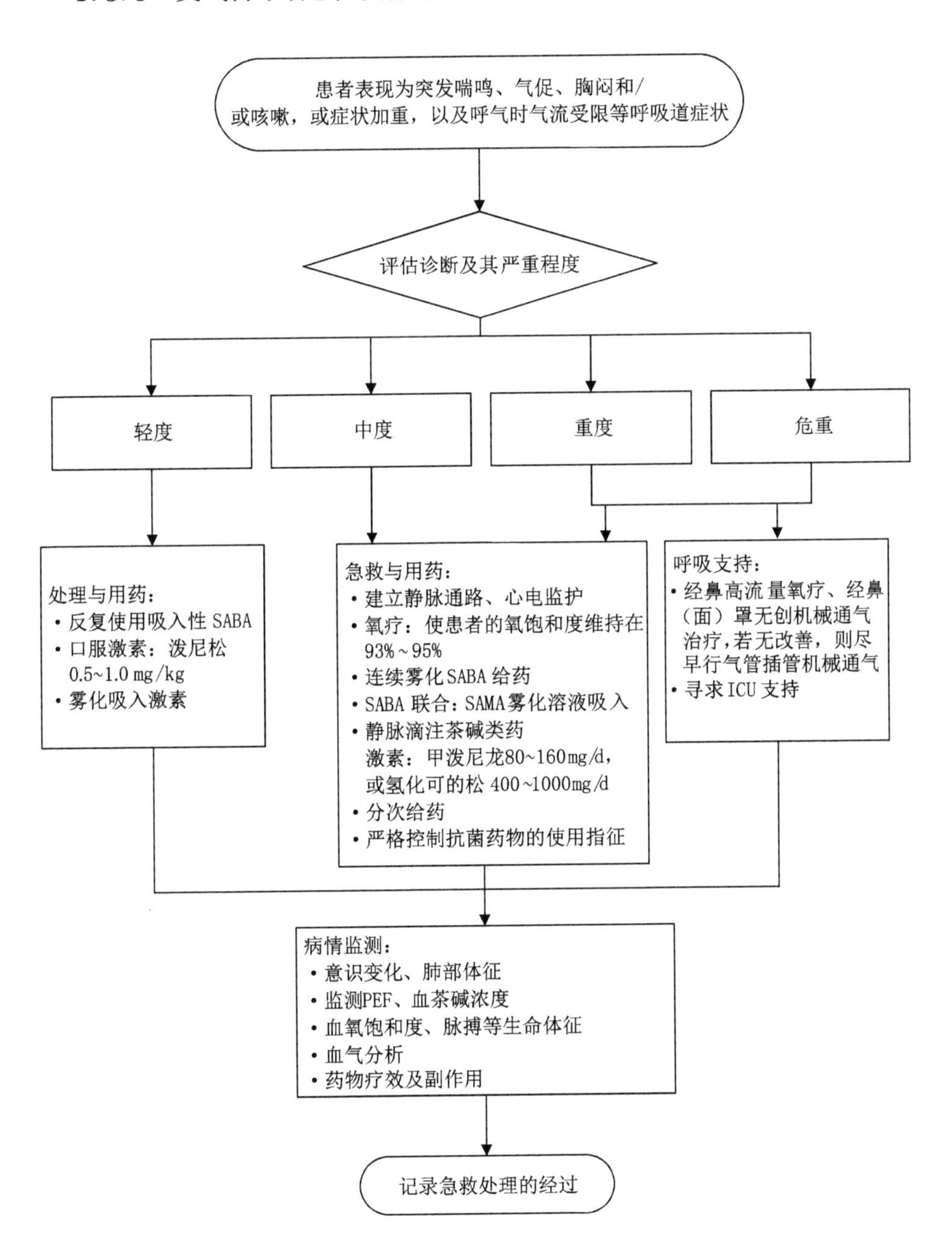
患者表现为突发喘鸣、气促、胸闷和/或咳嗽，或症状加重，以及呼气时气流受限等呼吸道症状
评估诊断及其严重程度
轻度
中度
重度
危重
处理与用药：
• 反复使用吸入性 SABA
• 口服激素：泼尼松 0.5~1.0 mg/kg
• 雾化吸入激素
急救与用药：
• 建立静脉通路、心电监护
• 氧疗：使患者的氧饱和度维持在93%～95%
• 连续雾化SABA 给药
• SABA 联合：SAMA雾化溶液吸入
• 静脉滴注茶碱类药
激素：甲泼尼龙80~160mg/d，或氢化可的松 400~1000mg/d
• 分次给药
• 严格控制抗菌药物的使用指征
呼吸支持：
• 经鼻高流量氧疗、经鼻（面）罩无创机械通气治疗，若无改善，则尽早行气管插管机械通气
• 寻求 ICU 支持
病情监测：
• 意识变化、肺部体征
• 监测PEF、血茶碱浓度
• 血氧饱和度、脉搏等生命体征
• 血气分析
• 药物疗效及副作用
记录急救处理的经过

1.3.10 张力性气胸的急救流程

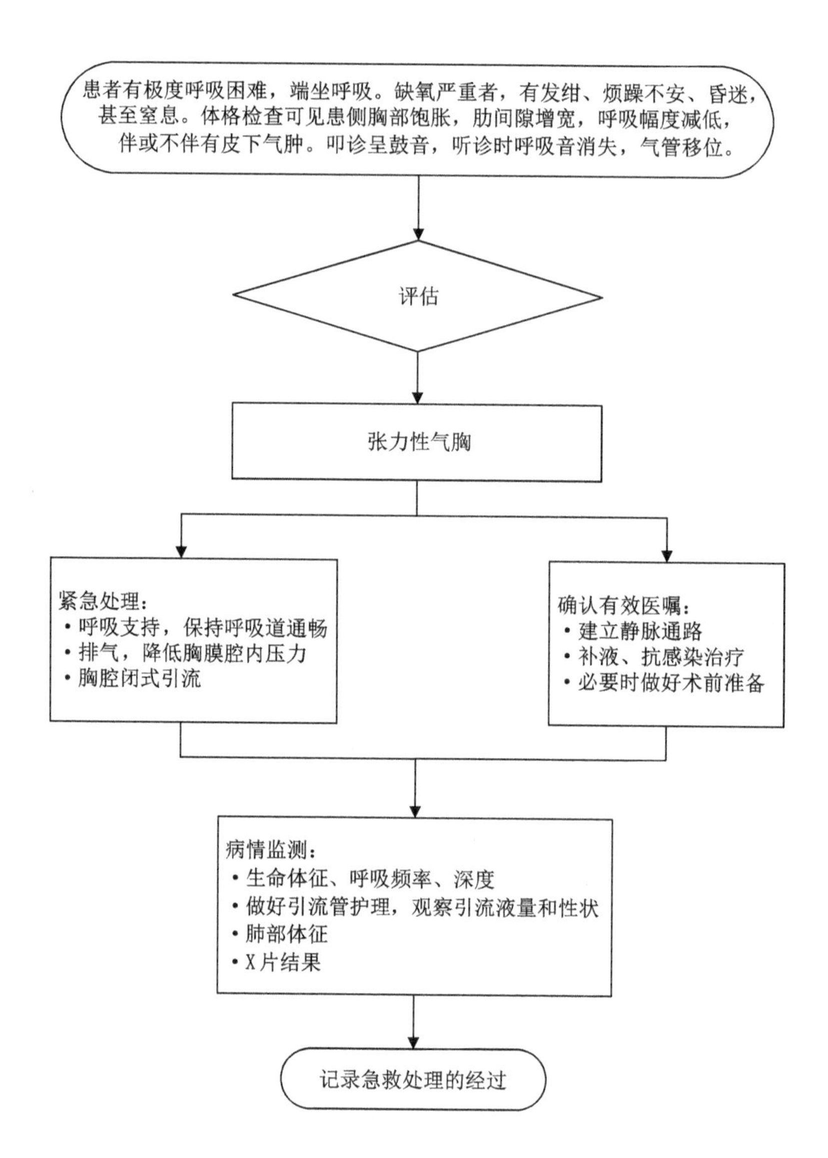
患者有极度呼吸困难，端坐呼吸。缺氧严重者，有发绀、烦躁不安、昏迷，甚至窒息。体格检查可见患侧胸部饱胀，肋间隙增宽，呼吸幅度减低，伴或不伴有皮下气肿。叩诊呈鼓音，听诊时呼吸音消失，气管移位。
评估
张力性气胸
紧急处理：
• 呼吸支持，保持呼吸道通畅
• 排气，降低胸膜腔内压力
• 胸腔闭式引流
确认有效医嘱：
• 建立静脉通路
• 补液、抗感染治疗
• 必要时做好术前准备
病情监测：
• 生命体征、呼吸频率、深度
• 做好引流管护理，观察引流液量和性状
• 肺部体征
• X片结果
记录急救处理的经过

1.3.11　危及生命的咯血的急救流程

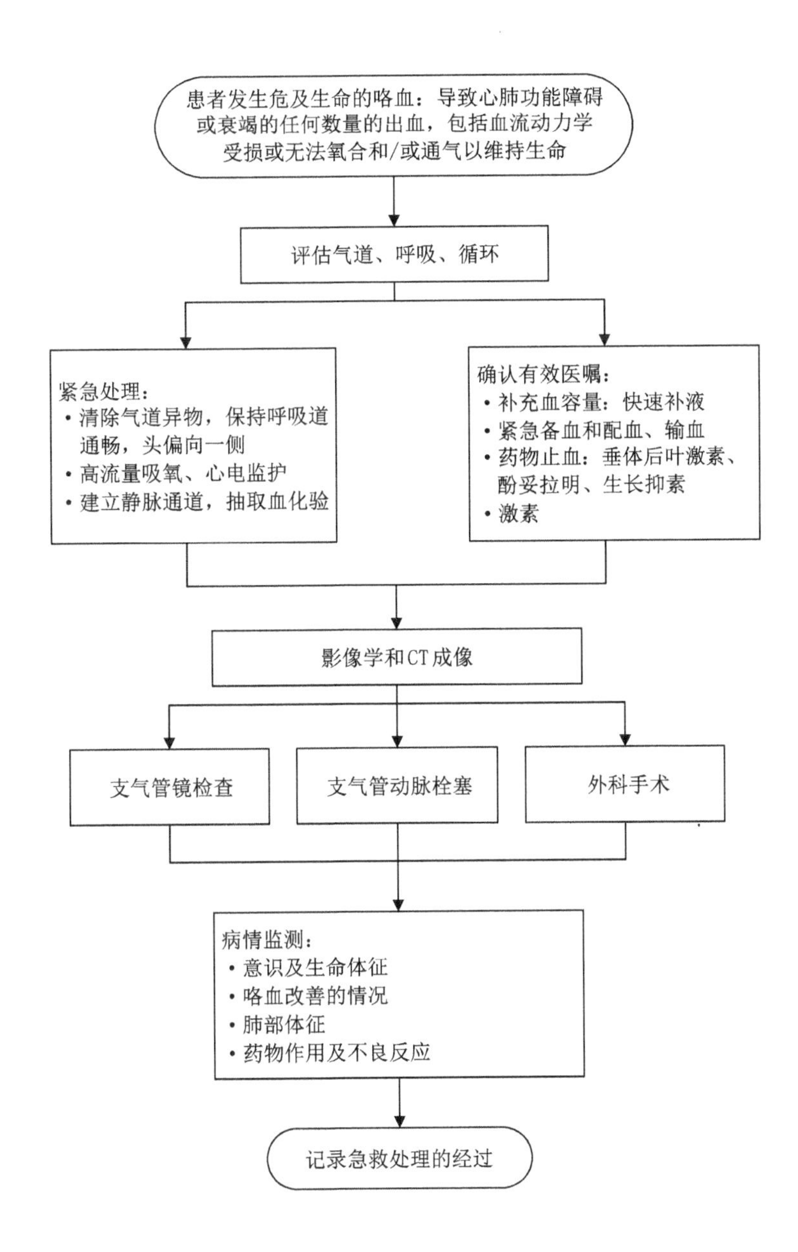
患者发生危及生命的咯血：导致心肺功能障碍或衰竭的任何数量的出血，包括血流动力学受损或无法氧合和/或通气以维持生命
评估气道、呼吸、循环
紧急处理：
• 清除气道异物，保持呼吸道通畅，头偏向一侧
• 高流量吸氧、心电监护
• 建立静脉通道，抽取血化验
确认有效医嘱：
• 补充血容量：快速补液
• 紧急备血和配血、输血
• 药物止血：垂体后叶激素、酚妥拉明、生长抑素
• 激素
影像学和CT成像
支气管镜检查
支气管动脉栓塞
外科手术
病情监测：
• 意识及生命体征
• 咯血改善的情况
• 肺部体征
• 药物作用及不良反应
记录急救处理的经过

1.3.12 大咯血的急救流程

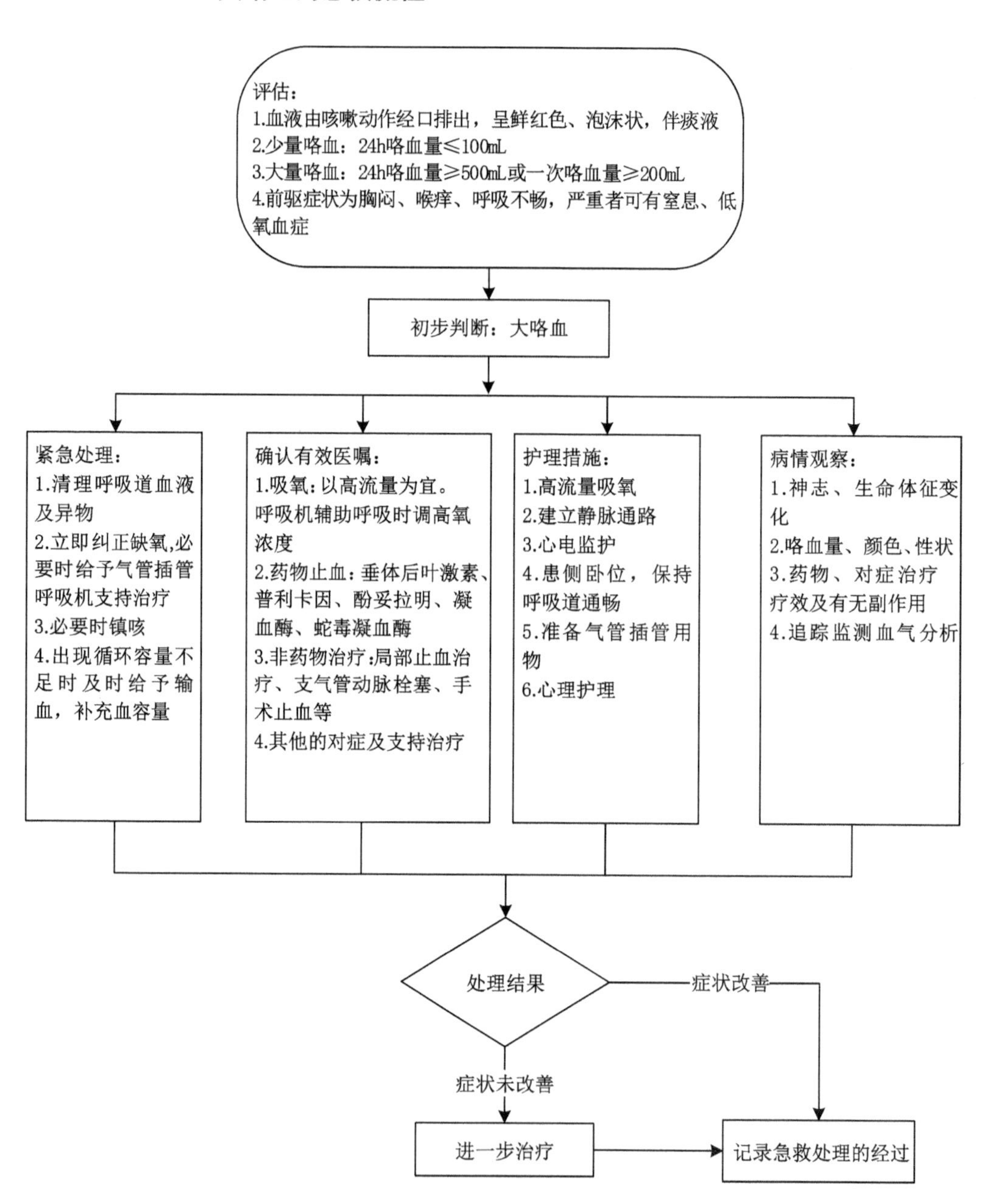
评估：
1.血液由咳嗽动作经口排出，呈鲜红色、泡沫状，伴痰液
2.少量咯血：24h咯血量≤100mL
3.大量咯血：24h咯血量≥500mL或一次咯血量≥200mL
4.前驱症状为胸闷、喉痒、呼吸不畅，严重者可有窒息、低氧血症
初步判断：大咯血
紧急处理：
1.清理呼吸道血液及异物
2.立即纠正缺氧，必要时给予气管插管呼吸机支持治疗
3.必要时镇咳
4.出现循环容量不足时及时给予输血，补充血容量
确认有效医嘱：
1.吸氧：以高流量为宜。呼吸机辅助呼吸时调高氧浓度
2.药物止血：垂体后叶激素、普利卡因、酚妥拉明、凝血酶、蛇毒凝血酶
3.非药物治疗：局部止血治疗、支气管动脉栓塞、手术止血等
4.其他的对症及支持治疗
护理措施：
1.高流量吸氧
2.建立静脉通路
3.心电监护
4.患侧卧位，保持呼吸道通畅
5.准备气管插管用物
6.心理护理
病情观察：
1.神志、生命体征变化
2.咯血量、颜色、性状
3.药物、对症治疗疗效及有无副作用
4.追踪监测血气分析
处理结果
症状改善
症状未改善
进一步治疗
记录急救处理的经过

1.3.13 低血容量性休克的急救流程

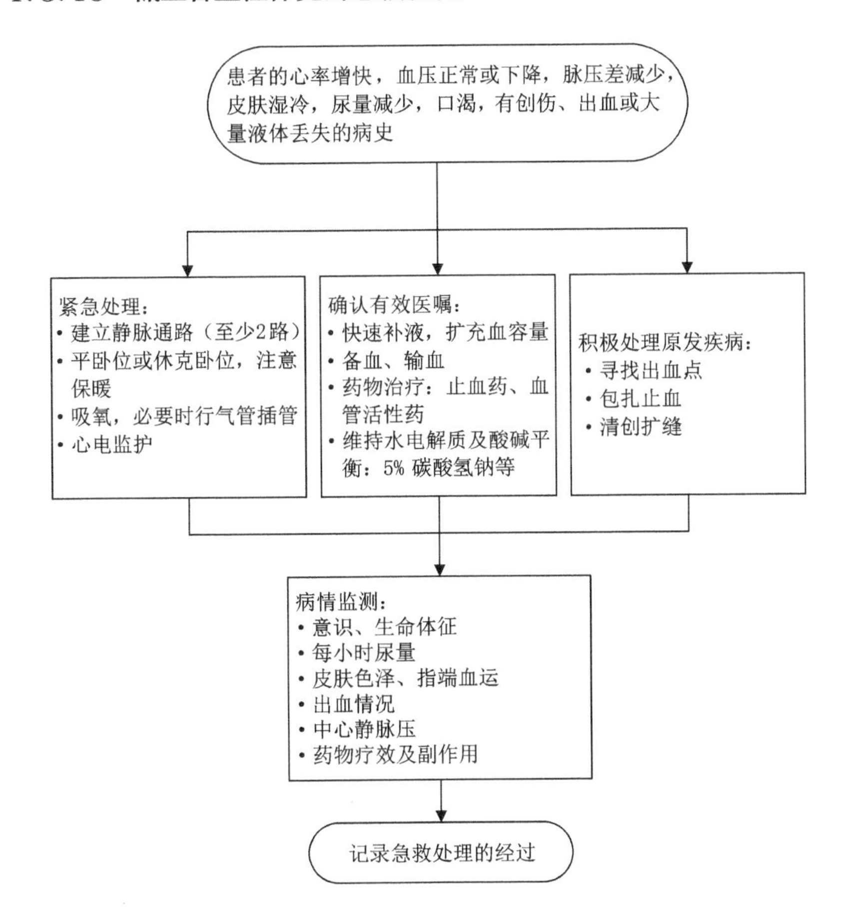
患者的心率增快，血压正常或下降，脉压差减少，皮肤湿冷，尿量减少，口渴，有创伤、出血或大量液体丢失的病史
紧急处理：
• 建立静脉通路（至少2路）
• 平卧位或休克卧位，注意保暖
• 吸氧，必要时行气管插管
• 心电监护
确认有效医嘱：
• 快速补液，扩充血容量
• 备血、输血
• 药物治疗：止血药、血管活性药
• 维持水电解质及酸碱平衡：5% 碳酸氢钠等
积极处理原发疾病：
• 寻找出血点
• 包扎止血
• 清创扩缝
病情监测：
• 意识、生命体征
• 每小时尿量
• 皮肤色泽、指端血运
• 出血情况
• 中心静脉压
• 药物疗效及副作用
记录急救处理的经过

1.3.14 高血压危象的急救流程

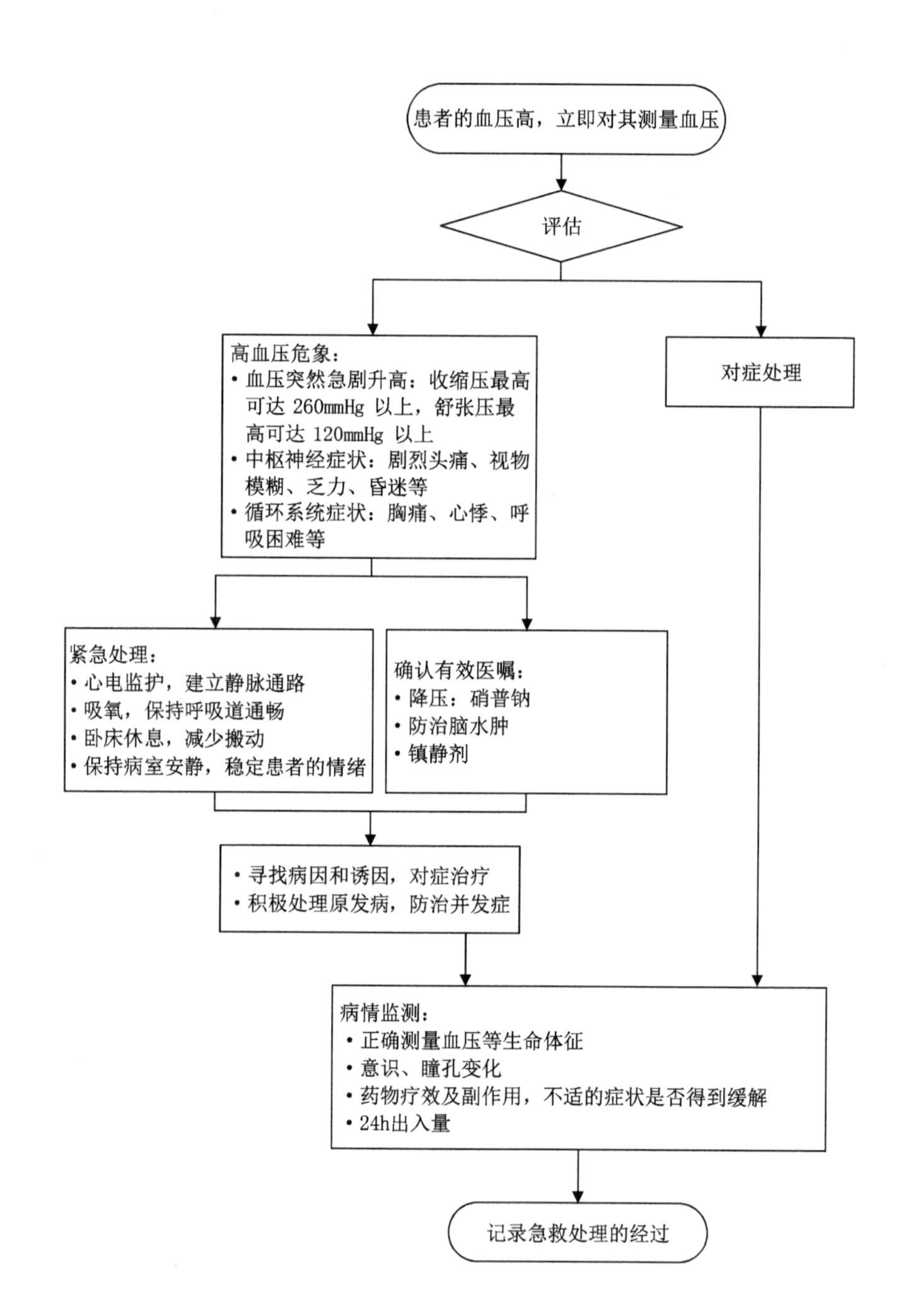

患者的血压高，立即对其测量血压
评估
高血压危象：
• 血压突然急剧升高：收缩压最高可达 260mmHg 以上，舒张压最高可达 120mmHg 以上
• 中枢神经症状：剧烈头痛、视物模糊、乏力、昏迷等
• 循环系统症状：胸痛、心悸、呼吸困难等
对症处理
紧急处理：
• 心电监护，建立静脉通路
• 吸氧，保持呼吸道通畅
• 卧床休息，减少搬动
• 保持病室安静，稳定患者的情绪
确认有效医嘱：
• 降压：硝普钠
• 防治脑水肿
• 镇静剂
• 寻找病因和诱因，对症治疗
• 积极处理原发病，防治并发症
病情监测：
• 正确测量血压等生命体征
• 意识、瞳孔变化
• 药物疗效及副作用，不适的症状是否得到缓解
• 24h出入量
记录急救处理的经过

1.3.15　上消化道出血的急救流程

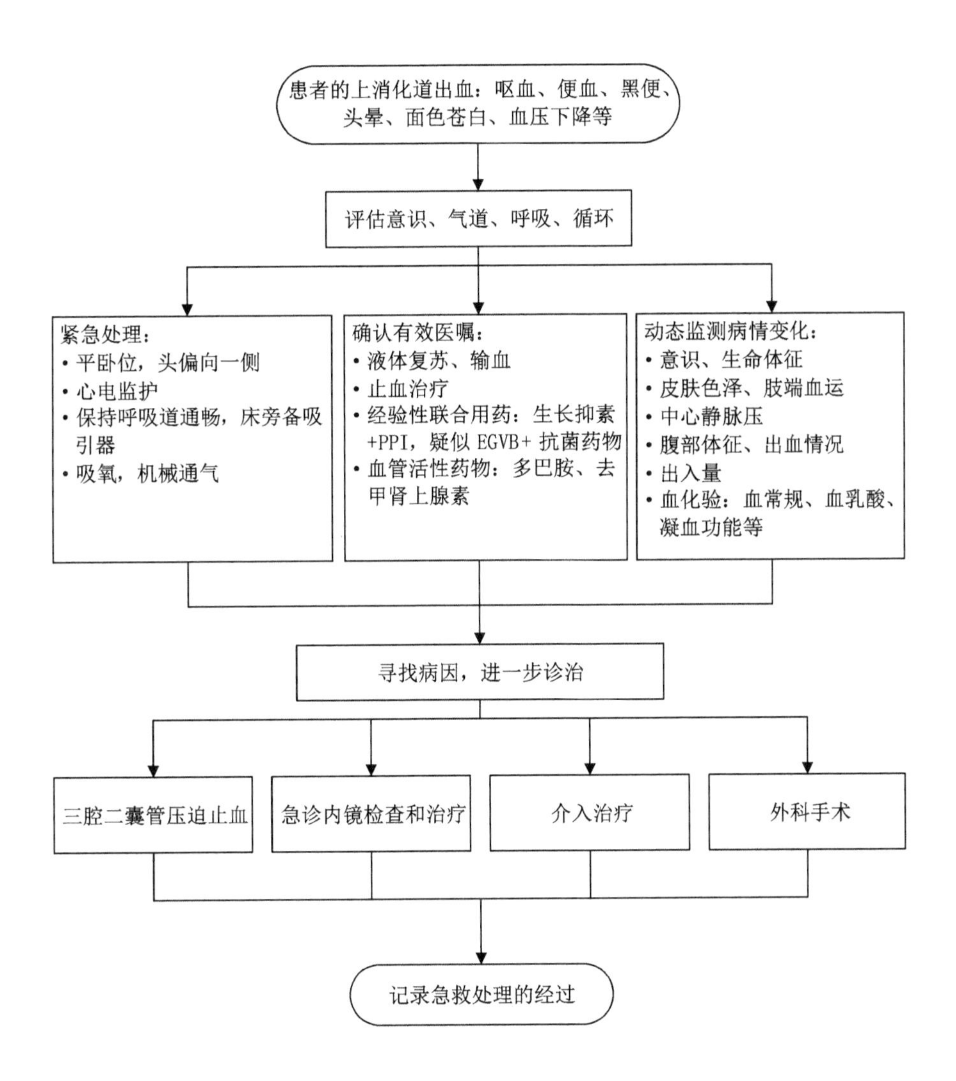
患者的上消化道出血：呕血、便血、黑便、头晕、面色苍白、血压下降等
评估意识、气道、呼吸、循环
紧急处理：
• 平卧位，头偏向一侧
• 心电监护
• 保持呼吸道通畅，床旁备吸引器
• 吸氧，机械通气
确认有效医嘱：
• 液体复苏、输血
• 止血治疗
• 经验性联合用药：生长抑素+PPI，疑似 EGVB+ 抗菌药物
• 血管活性药物：多巴胺、去甲肾上腺素
动态监测病情变化：
• 意识、生命体征
• 皮肤色泽、肢端血运
• 中心静脉压
• 腹部体征、出血情况
• 出入量
• 血化验：血常规、血乳酸、凝血功能等
寻找病因，进一步诊治
三腔二囊管压迫止血
急诊内镜检查和治疗
介入治疗
外科手术
记录急救处理的经过

1.3.16 下消化道出血的急救流程

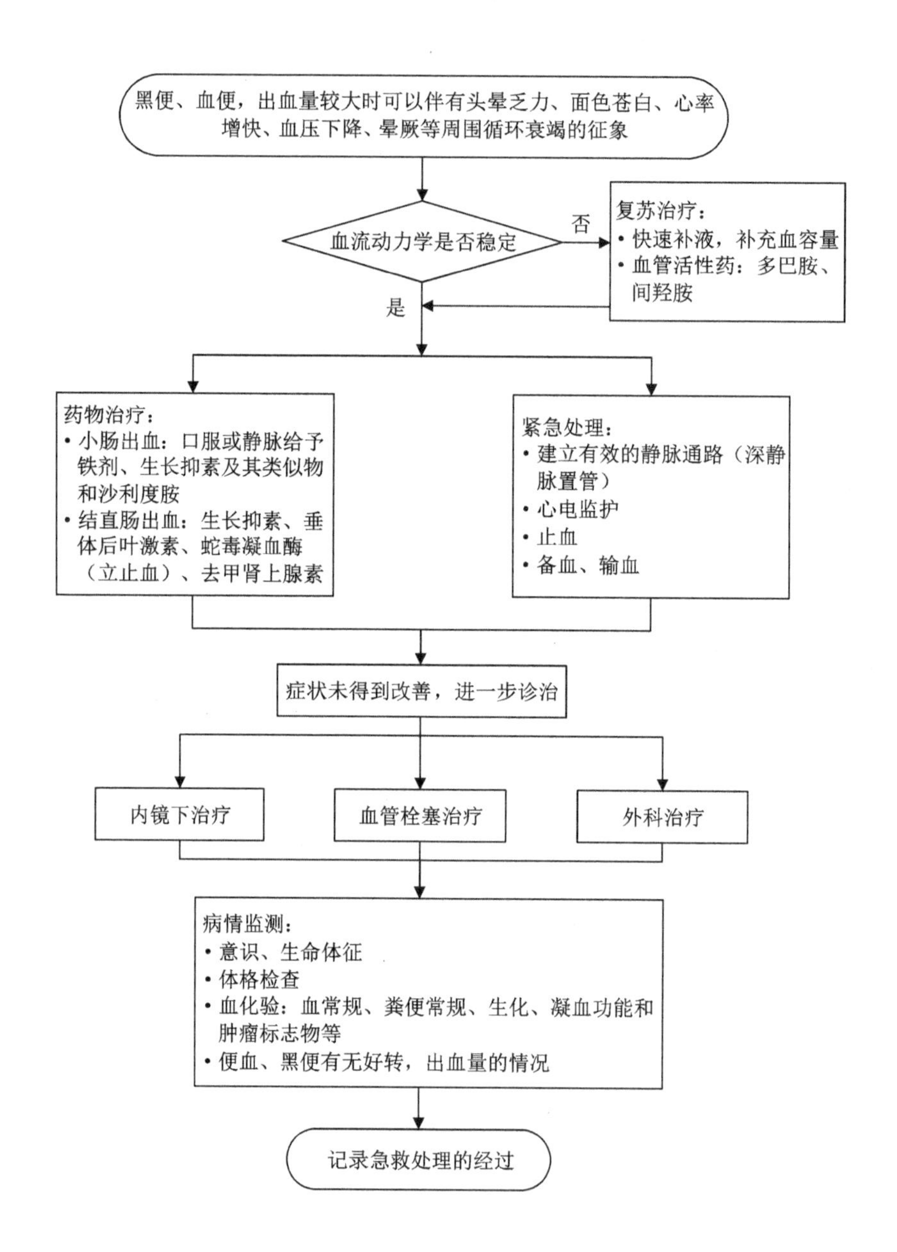
黑便、血便，出血量较大时可以伴有头晕乏力、面色苍白、心率增快、血压下降、晕厥等周围循环衰竭的征象
血流动力学是否稳定
否
复苏治疗：
• 快速补液，补充血容量
• 血管活性药：多巴胺、间羟胺
是
药物治疗：
• 小肠出血：口服或静脉给予铁剂、生长抑素及其类似物和沙利度胺
• 结直肠出血：生长抑素、垂体后叶激素、蛇毒凝血酶（立止血）、去甲肾上腺素
紧急处理：
• 建立有效的静脉通路（深静脉置管）
• 心电监护
• 止血
• 备血、输血
症状未得到改善，进一步诊治
内镜下治疗
血管栓塞治疗
外科治疗
病情监测：
• 意识、生命体征
• 体格检查
• 血化验：血常规、粪便常规、生化、凝血功能和肿瘤标志物等
• 便血、黑便有无好转，出血量的情况
记录急救处理的经过

1.3.17　脓毒症的急救流程

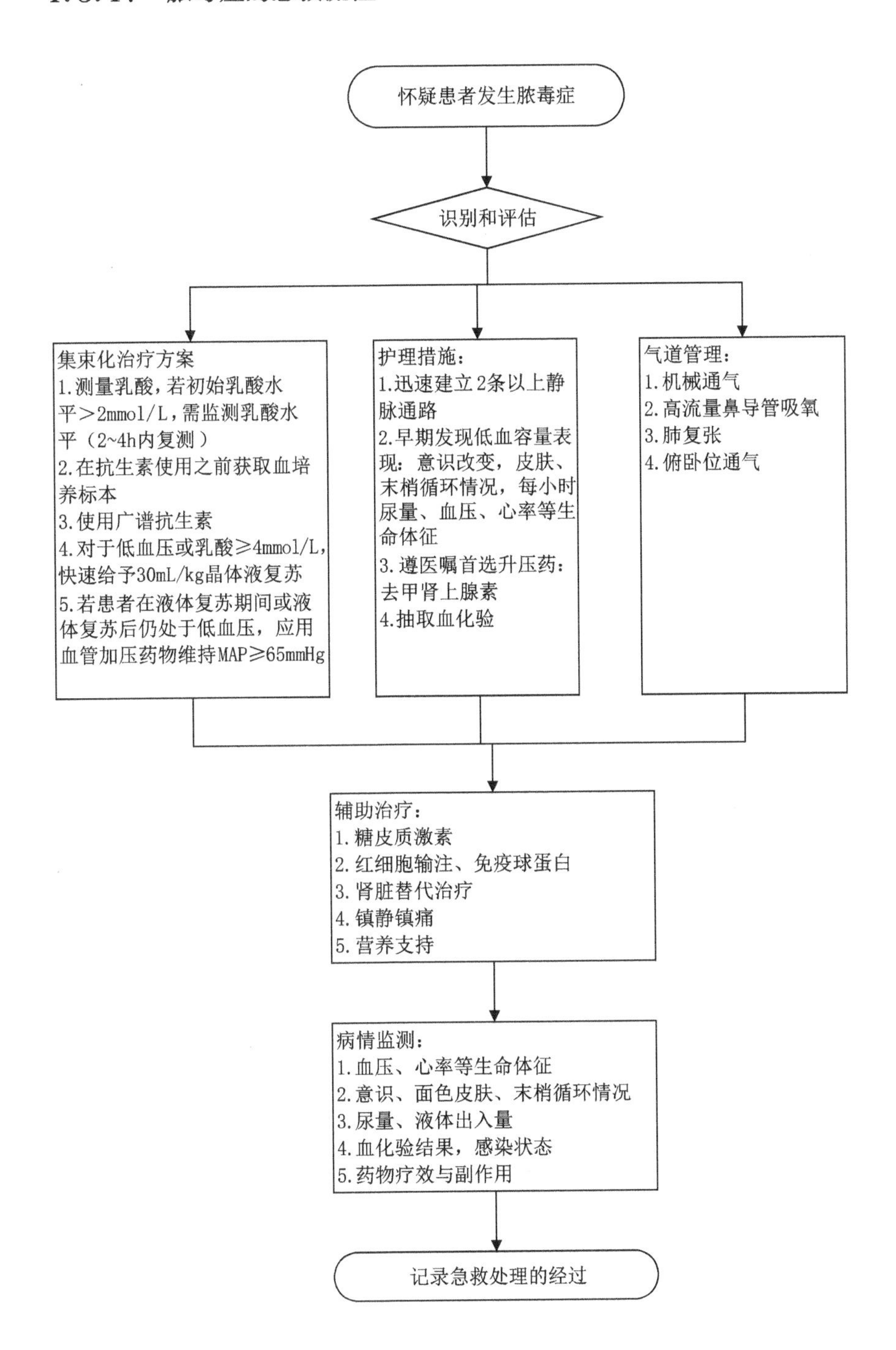
怀疑患者发生脓毒症
识别和评估
集束化治疗方案
1.测量乳酸，若初始乳酸水平＞2mmol/L，需监测乳酸水平（2~4h内复测）
2.在抗生素使用之前获取血培养标本
3.使用广谱抗生素
4.对于低血压或乳酸≥4mmol/L，快速给予30mL/kg晶体液复苏
5.若患者在液体复苏期间或液体复苏后仍处于低血压，应用血管加压药物维持MAP≥65mmHg
护理措施：
1.迅速建立2条以上静脉通路
2.早期发现低血容量表现：意识改变，皮肤、末梢循环情况，每小时尿量、血压、心率等生命体征
3.遵医嘱首选升压药：去甲肾上腺素
4.抽取血化验
气道管理：
1.机械通气
2.高流量鼻导管吸氧
3.肺复张
4.俯卧位通气
辅助治疗：
1.糖皮质激素
2.红细胞输注、免疫球蛋白
3.肾脏替代治疗
4.镇静镇痛
5.营养支持
病情监测：
1.血压、心率等生命体征
2.意识、面色皮肤、末梢循环情况
3.尿量、液体出入量
4.血化验结果，感染状态
5.药物疗效与副作用
记录急救处理的经过

1.3.18 高热的急救流程

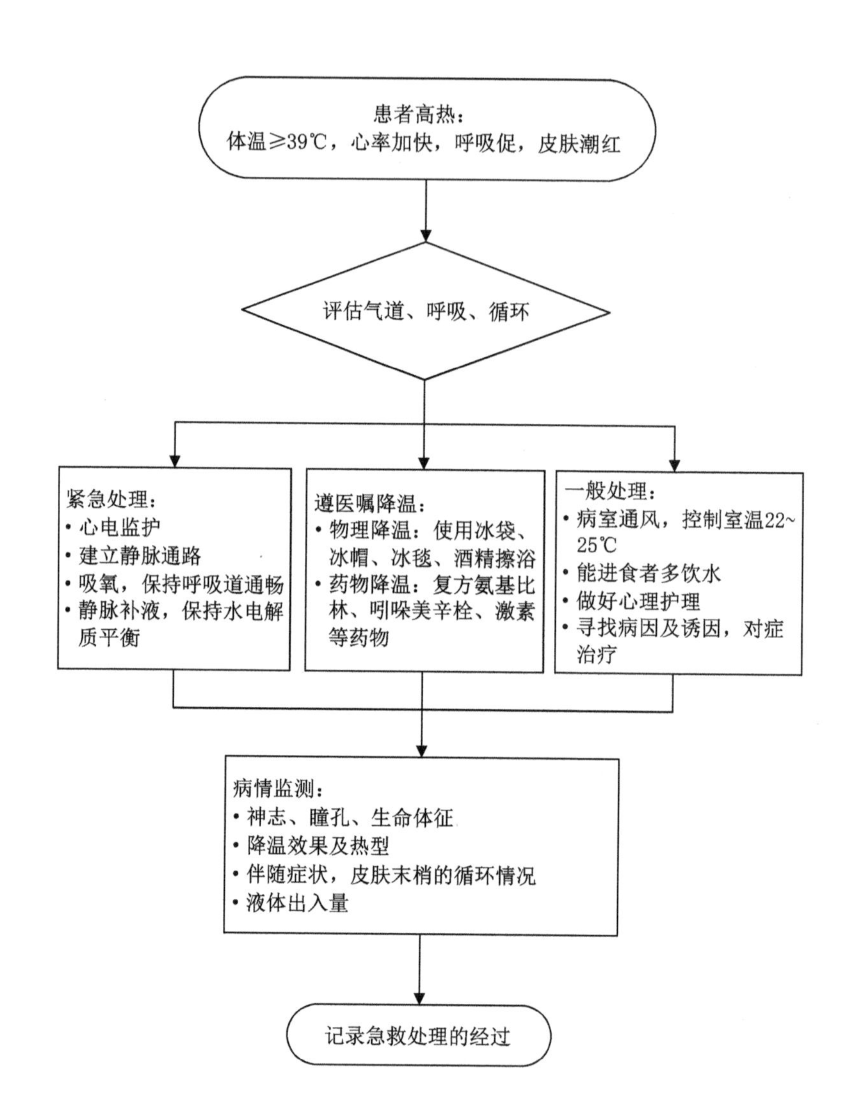
患者高热：
体温≥39℃，心率加快，呼吸促，皮肤潮红
评估气道、呼吸、循环
紧急处理：
• 心电监护
• 建立静脉通路
• 吸氧，保持呼吸道通畅
• 静脉补液，保持水电解质平衡
遵医嘱降温：
• 物理降温：使用冰袋、冰帽、冰毯、酒精擦浴
• 药物降温：复方氨基比林、吲哚美辛栓、激素等药物
一般处理：
• 病室通风，控制室温22~25℃
• 能进食者多饮水
• 做好心理护理
• 寻找病因及诱因，对症治疗
病情监测：
• 神志、瞳孔、生命体征
• 降温效果及热型
• 伴随症状，皮肤末梢的循环情况
• 液体出入量
记录急救处理的经过

1.3.19　高血钾的急救流程

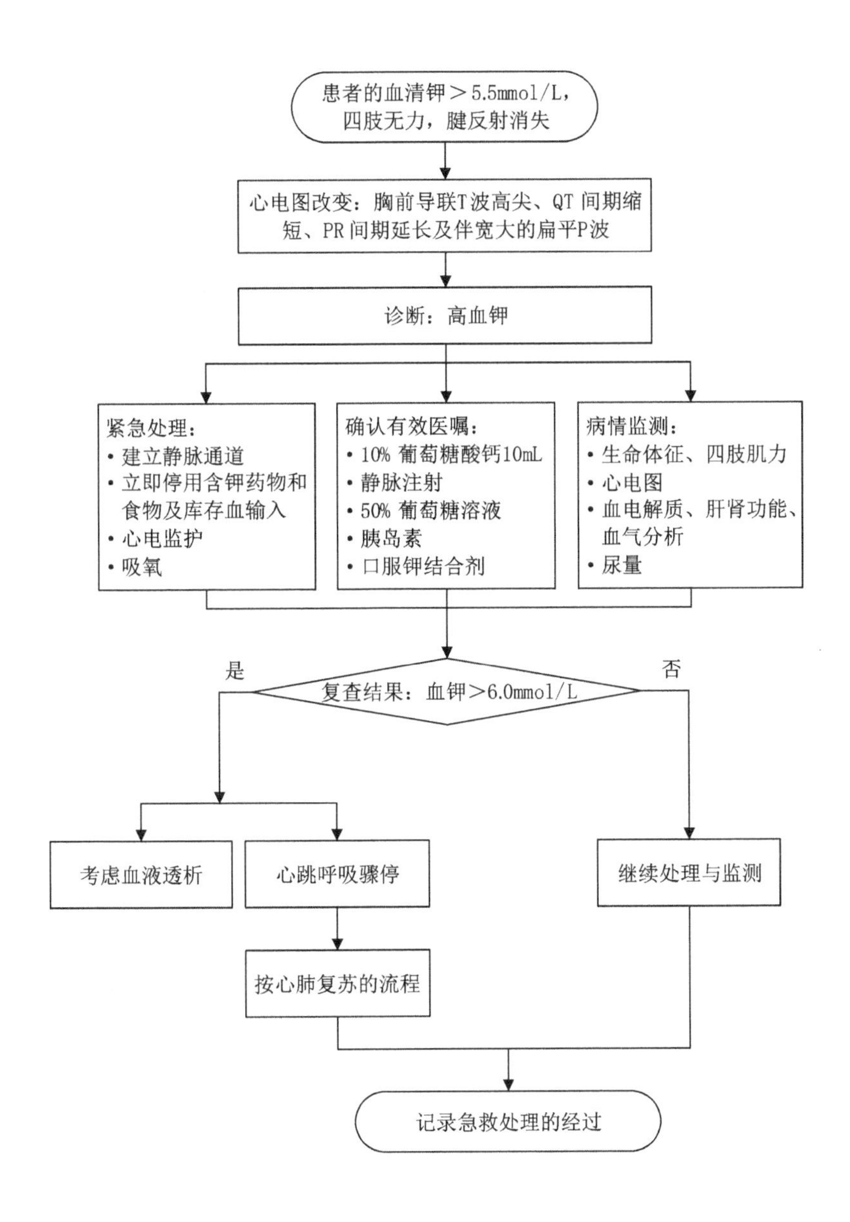
患者的血清钾＞5.5mmol/L，
四肢无力，腱反射消失
心电图改变：胸前导联T波高尖、QT 间期缩
短、PR 间期延长及伴宽大的扁平P波
诊断：高血钾
紧急处理：
• 建立静脉通道
• 立即停用含钾药物和
食物及库存血输入
• 心电监护
• 吸氧
确认有效医嘱：
• 10% 葡萄糖酸钙10mL
• 静脉注射
• 50% 葡萄糖溶液
• 胰岛素
• 口服钾结合剂
病情监测：
• 生命体征、四肢肌力
• 心电图
• 血电解质、肝肾功能、
血气分析
• 尿量
是
否
复查结果：血钾＞6.0mmol/L
考虑血液透析
心跳呼吸骤停
继续处理与监测
按心肺复苏的流程
记录急救处理的经过

1.3.20 低钾血症的处理流程

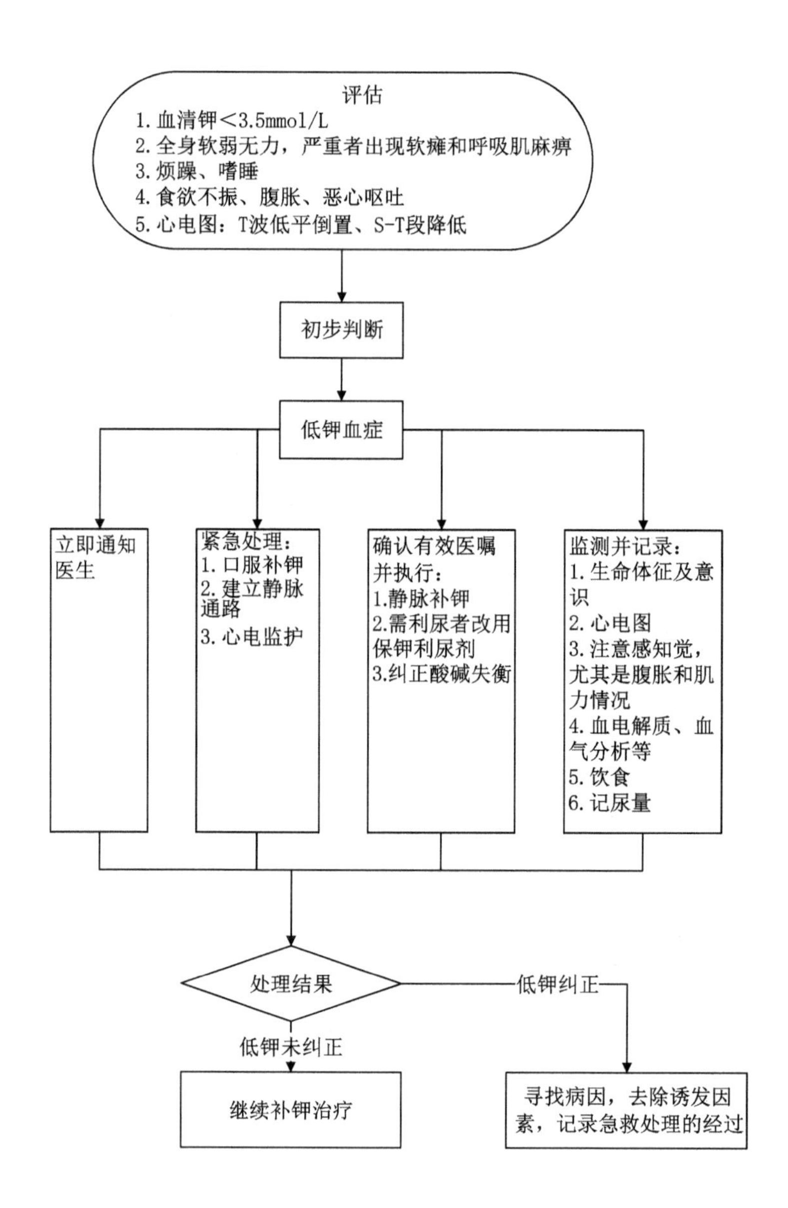
评估
1. 血清钾<3.5mmol/L
2. 全身软弱无力，严重者出现软瘫和呼吸肌麻痹
3. 烦躁、嗜睡
4. 食欲不振、腹胀、恶心呕吐
5. 心电图：T波低平倒置、S-T段降低
初步判断
低钾血症
立即通知医生
紧急处理：
1. 口服补钾
2. 建立静脉通路
3. 心电监护
确认有效医嘱并执行：
1.静脉补钾
2.需利尿者改用保钾利尿剂
3.纠正酸碱失衡
监测并记录：
1. 生命体征及意识
2. 心电图
3. 注意感知觉，尤其是腹胀和肌力情况
4. 血电解质、血气分析等
5. 饮食
6. 记尿量
处理结果
低钾纠正
低钾未纠正
继续补钾治疗
寻找病因，去除诱发因素，记录急救处理的经过

1.3.21　低血糖的急救流程

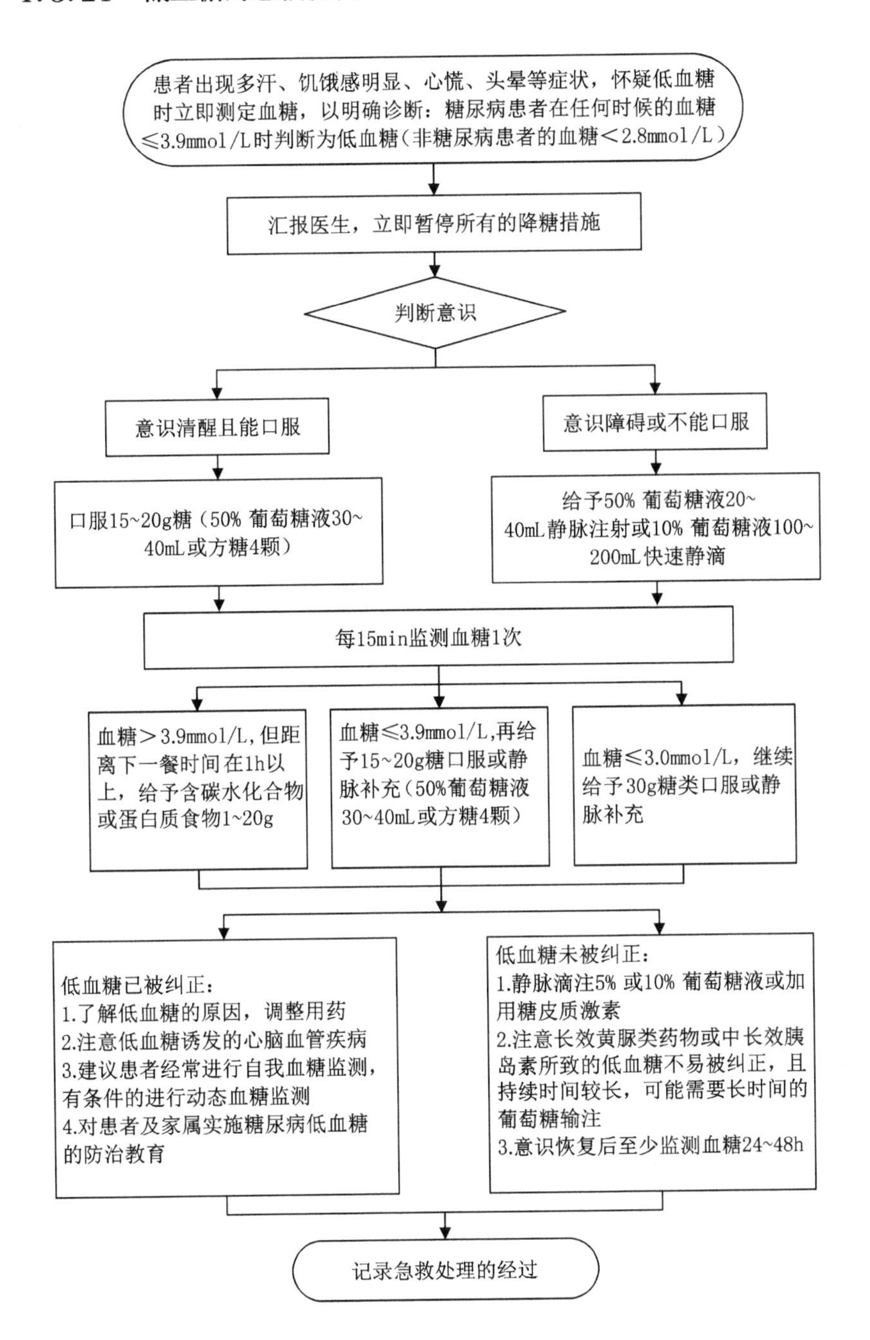
患者出现多汗、饥饿感明显、心慌、头晕等症状，怀疑低血糖时立即测定血糖，以明确诊断：糖尿病患者在任何时候的血糖≤3.9mmol/L时判断为低血糖（非糖尿病患者的血糖＜2.8mmol/L）
汇报医生，立即暂停所有的降糖措施
判断意识
意识清醒且能口服
意识障碍或不能口服
口服15~20g糖（50% 葡萄糖液30~40mL或方糖4颗）
给予50% 葡萄糖液20~40mL静脉注射或10% 葡萄糖液100~200mL快速静滴
每15min监测血糖1次
血糖＞3.9mmol/L,但距离下一餐时间在1h以上，给予含碳水化合物或蛋白质食物1~20g
血糖≤3.9mmol/L,再给予15~20g糖口服或静脉补充（50%葡萄糖液30~40mL或方糖4颗）
血糖≤3.0mmol/L，继续给予30g糖类口服或静脉补充
低血糖已被纠正：
1.了解低血糖的原因，调整用药
2.注意低血糖诱发的心脑血管疾病
3.建议患者经常进行自我血糖监测，有条件的进行动态血糖监测
4.对患者及家属实施糖尿病低血糖的防治教育
低血糖未被纠正：
1.静脉滴注5% 或10% 葡萄糖液或加用糖皮质激素
2.注意长效黄脲类药物或中长效胰岛素所致的低血糖不易被纠正，且持续时间较长，可能需要长时间的葡萄糖输注
3.意识恢复后至少监测血糖24~48h
记录急救处理的经过

1.3.22 糖尿病酮症酸中毒的急救流程

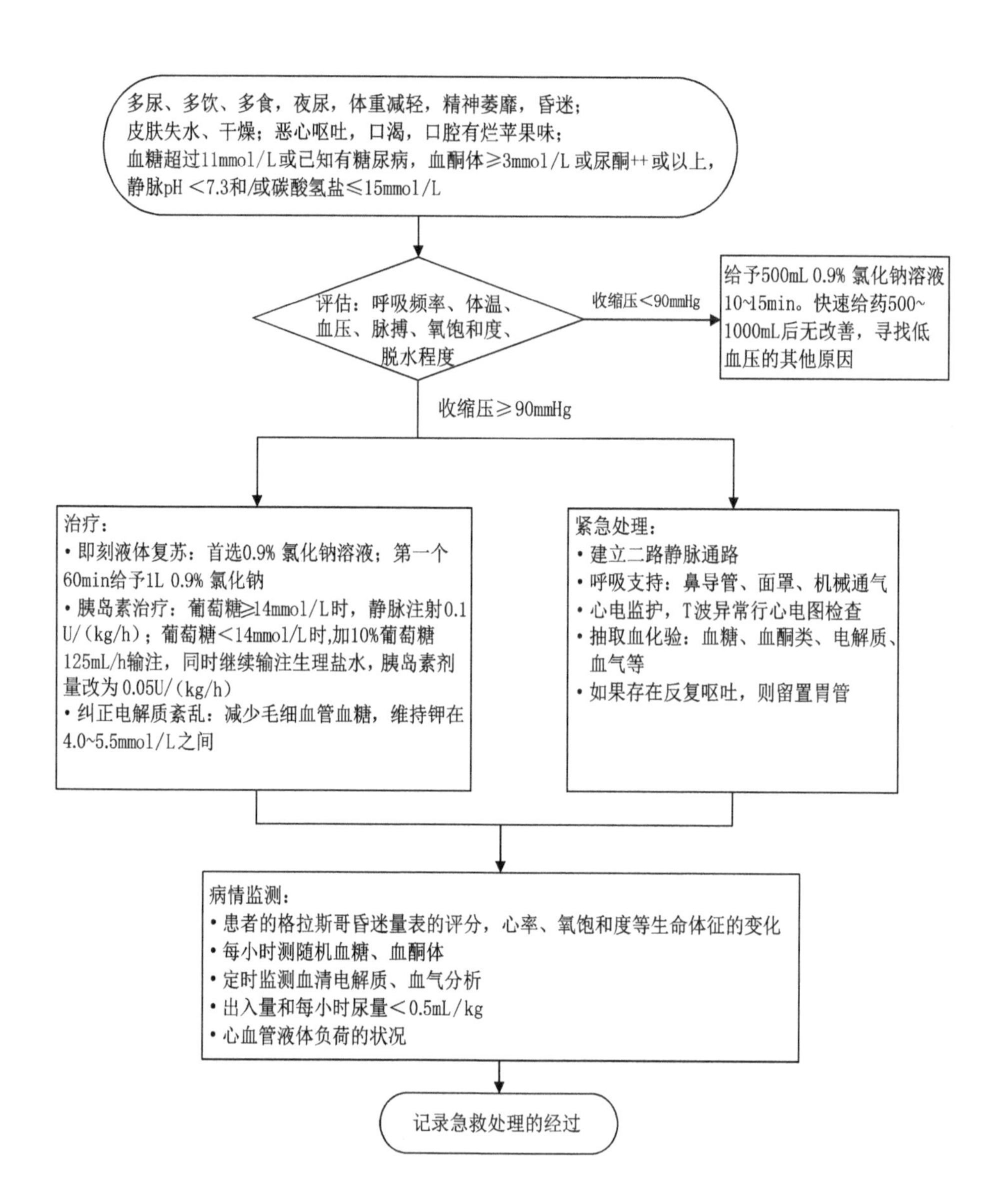
多尿、多饮、多食，夜尿，体重减轻，精神萎靡，昏迷；
皮肤失水、干燥；恶心呕吐，口渴，口腔有烂苹果味；
血糖超过11mmol/L或已知有糖尿病，血酮体≥3mmol/L或尿酮++或以上，
静脉pH＜7.3和/或碳酸氢盐≤15mmol/L
评估：呼吸频率、体温、血压、脉搏、氧饱和度、脱水程度
收缩压＜90mmHg
给予500mL 0.9% 氯化钠溶液10~15min。快速给药500~1000mL后无改善，寻找低血压的其他原因
收缩压≥90mmHg
治疗：
• 即刻液体复苏：首选0.9% 氯化钠溶液；第一个60min给予1L 0.9% 氯化钠
• 胰岛素治疗：葡萄糖≥14mmol/L时，静脉注射0.1 U/(kg/h)；葡萄糖＜14mmol/L时,加10%葡萄糖125mL/h输注，同时继续输注生理盐水，胰岛素剂量改为0.05U/(kg/h)
• 纠正电解质紊乱：减少毛细血管血糖，维持钾在4.0~5.5mmol/L之间
紧急处理：
• 建立二路静脉通路
• 呼吸支持：鼻导管、面罩、机械通气
• 心电监护，T波异常行心电图检查
• 抽取血化验：血糖、血酮类、电解质、血气等
• 如果存在反复呕吐，则留置胃管
病情监测：
• 患者的格拉斯哥昏迷量表的评分，心率、氧饱和度等生命体征的变化
• 每小时测随机血糖、血酮体
• 定时监测血清电解质、血气分析
• 出入量和每小时尿量＜0.5mL/kg
• 心血管液体负荷的状况
记录急救处理的经过

1.3.23　抽搐急性发作的急救流程

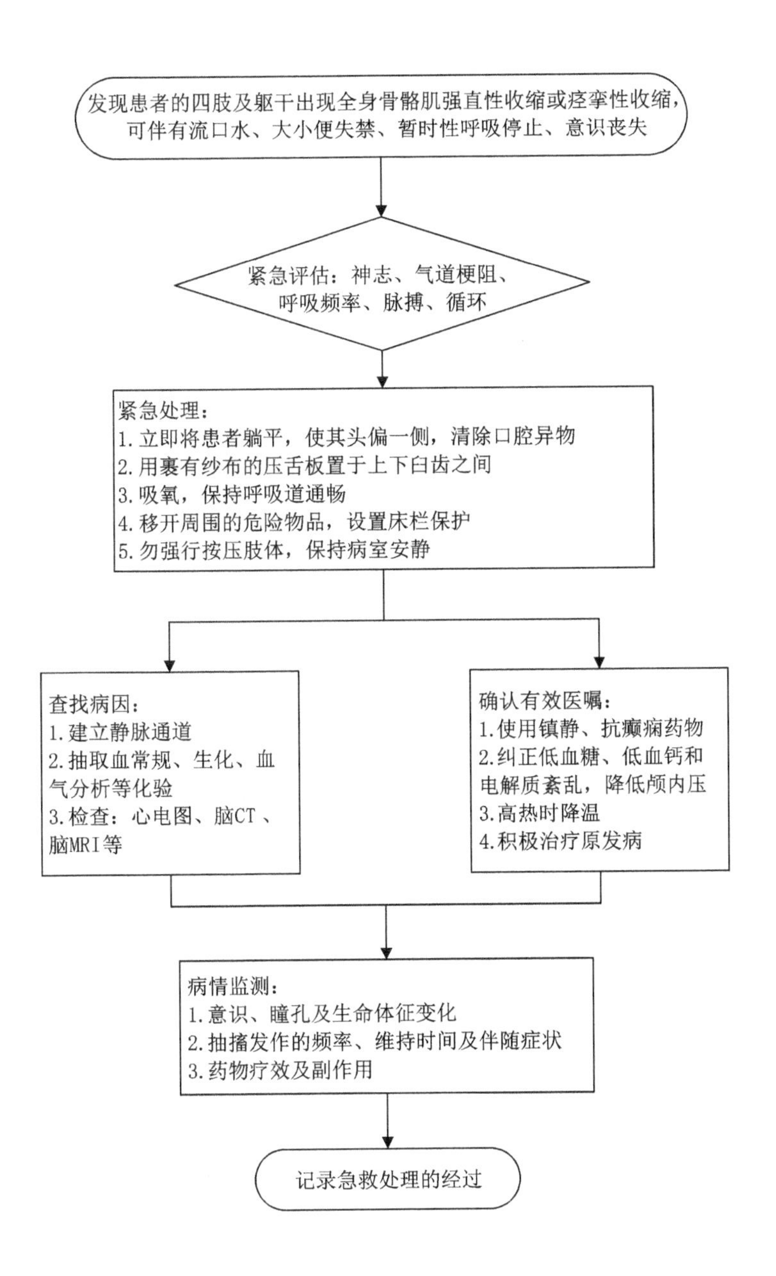
发现患者的四肢及躯干出现全身骨骼肌强直性收缩或痉挛性收缩，
可伴有流口水、大小便失禁、暂时性呼吸停止、意识丧失
紧急评估：神志、气道梗阻、
呼吸频率、脉搏、循环
紧急处理：
1.立即将患者躺平，使其头偏一侧，清除口腔异物
2.用裹有纱布的压舌板置于上下臼齿之间
3.吸氧，保持呼吸道通畅
4.移开周围的危险物品，设置床栏保护
5.勿强行按压肢体，保持病室安静
查找病因：
1.建立静脉通道
2.抽取血常规、生化、血
气分析等化验
3.检查：心电图、脑CT 、
脑MRI等
确认有效医嘱：
1.使用镇静、抗癫痫药物
2.纠正低血糖、低血钙和
电解质紊乱，降低颅内压
3.高热时降温
4.积极治疗原发病
病情监测：
1.意识、瞳孔及生命体征变化
2.抽搐发作的频率、维持时间及伴随症状
3.药物疗效及副作用
记录急救处理的经过

1.3.24 癫痫持续状态的急救流程

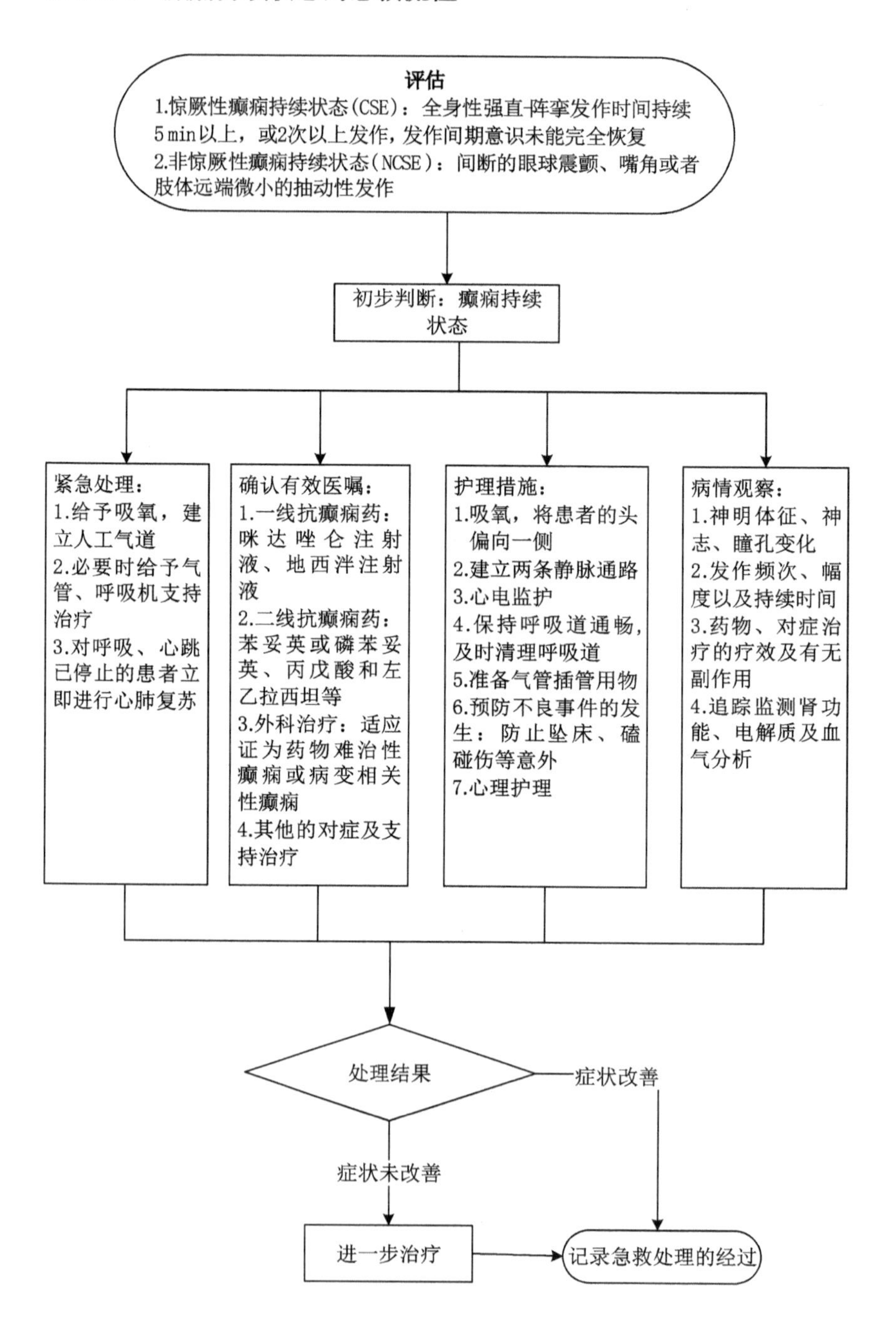
评估
1.惊厥性癫痫持续状态(CSE)：全身性强直-阵挛发作时间持续5 min以上，或2次以上发作，发作间期意识未能完全恢复
2.非惊厥性癫痫持续状态(NCSE)：间断的眼球震颤、嘴角或者肢体远端微小的抽动性发作
初步判断：癫痫持续状态
紧急处理：
1.给予吸氧，建立人工气道
2.必要时给予气管、呼吸机支持治疗
3.对呼吸、心跳已停止的患者立即进行心肺复苏
确认有效医嘱：
1.一线抗癫痫药：咪达唑仑注射液、地西泮注射液
2.二线抗癫痫药：苯妥英或磷苯妥英、丙戊酸和左乙拉西坦等
3.外科治疗：适应证为药物难治性癫痫或病变相关性癫痫
4.其他的对症及支持治疗
护理措施：
1.吸氧，将患者的头偏向一侧
2.建立两条静脉通路
3.心电监护
4.保持呼吸道通畅，及时清理呼吸道
5.准备气管插管用物
6.预防不良事件的发生：防止坠床、磕碰伤等意外
7.心理护理
病情观察：
1.神明体征、神志、瞳孔变化
2.发作频次、幅度以及持续时间
3.药物、对症治疗的疗效及有无副作用
4.追踪监测肾功能、电解质及血气分析
处理结果
症状改善
症状未改善
进一步治疗
记录急救处理的经过

1.3.25 高血压危象的急救流程

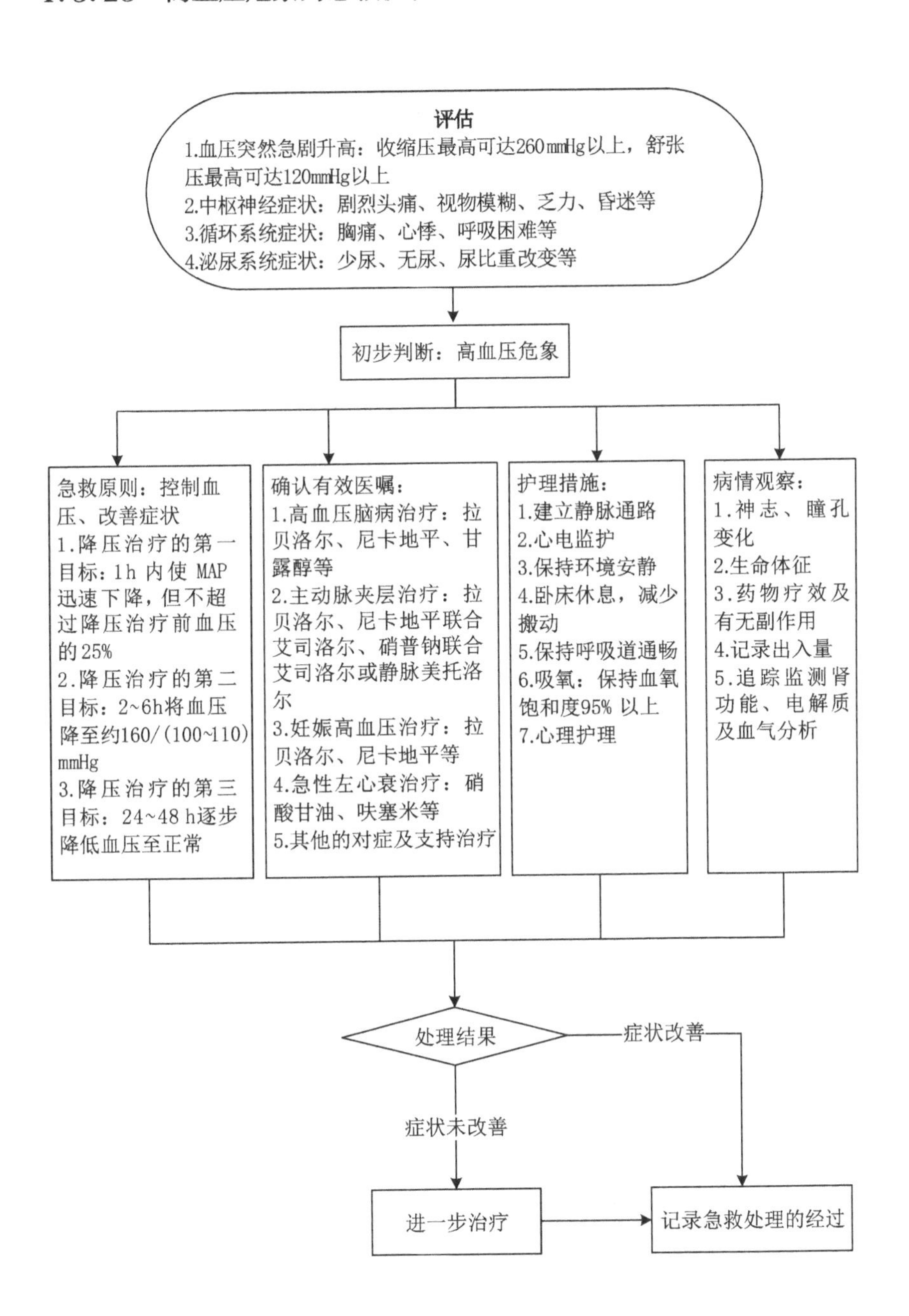
评估
1.血压突然急剧升高：收缩压最高可达260 mmHg以上，舒张压最高可达120mmHg以上
2.中枢神经症状：剧烈头痛、视物模糊、乏力、昏迷等
3.循环系统症状：胸痛、心悸、呼吸困难等
4.泌尿系统症状：少尿、无尿、尿比重改变等
初步判断：高血压危象
急救原则：控制血压、改善症状
1.降压治疗的第一目标：1h 内使 MAP 迅速下降，但不超过降压治疗前血压的25%
2.降压治疗的第二目标：2~6h将血压降至约160/(100~110) mmHg
3.降压治疗的第三目标：24~48 h逐步降低血压至正常
确认有效医嘱：
1.高血压脑病治疗：拉贝洛尔、尼卡地平、甘露醇等
2.主动脉夹层治疗：拉贝洛尔、尼卡地平联合艾司洛尔、硝普钠联合艾司洛尔或静脉美托洛尔
3.妊娠高血压治疗：拉贝洛尔、尼卡地平等
4.急性左心衰治疗：硝酸甘油、呋塞米等
5.其他的对症及支持治疗
护理措施：
1.建立静脉通路
2.心电监护
3.保持环境安静
4.卧床休息，减少搬动
5.保持呼吸道通畅
6.吸氧：保持血氧饱和度95% 以上
7.心理护理
病情观察：
1.神志、瞳孔变化
2.生命体征
3.药物疗效及有无副作用
4.记录出入量
5.追踪监测肾功能、电解质及血气分析
处理结果
症状改善
症状未改善
进一步治疗
记录急救处理的经过

1.3.26 热射病的急救流程

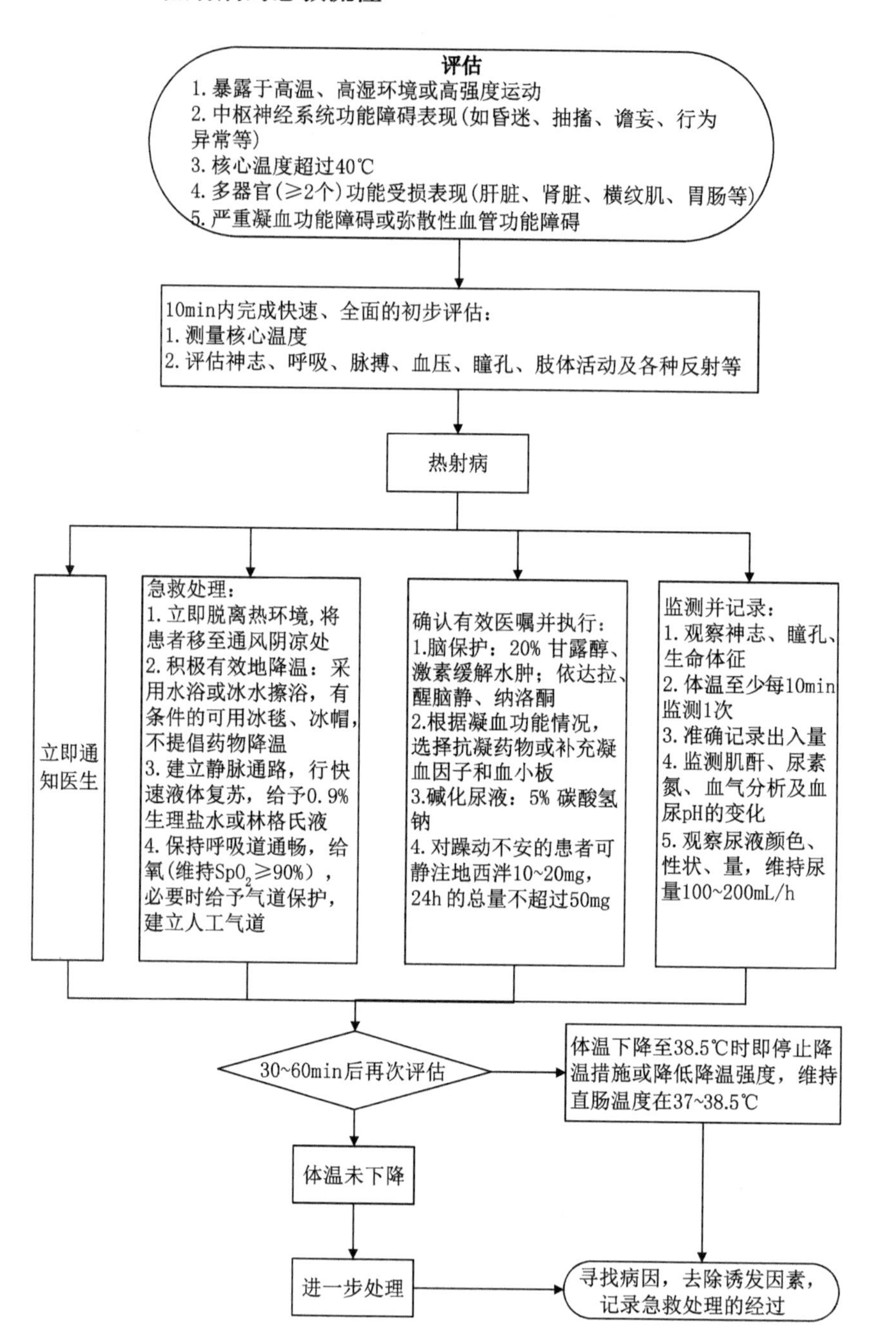
评估
1. 暴露于高温、高湿环境或高强度运动
2. 中枢神经系统功能障碍表现(如昏迷、抽搐、谵妄、行为异常等)
3. 核心温度超过40℃
4. 多器官(≥2个)功能受损表现(肝脏、肾脏、横纹肌、胃肠等)
5. 严重凝血功能障碍或弥散性血管功能障碍
10min内完成快速、全面的初步评估:
1. 测量核心温度
2. 评估神志、呼吸、脉搏、血压、瞳孔、肢体活动及各种反射等
热射病
立即通知医生
急救处理:
1. 立即脱离热环境,将患者移至通风阴凉处
2. 积极有效地降温:采用水浴或冰水擦浴,有条件的可用冰毯、冰帽,不提倡药物降温
3. 建立静脉通路,行快速液体复苏,给予0.9%生理盐水或林格氏液
4. 保持呼吸道通畅,给氧(维持SpO_2≥90%),必要时给予气道保护,建立人工气道
确认有效医嘱并执行:
1.脑保护:20% 甘露醇、激素缓解水肿;依达拉、醒脑静、纳洛酮
2.根据凝血功能情况,选择抗凝药物或补充凝血因子和血小板
3.碱化尿液:5% 碳酸氢钠
4. 对躁动不安的患者可静注地西泮10~20mg,24h的总量不超过50mg
监测并记录:
1. 观察神志、瞳孔、生命体征
2. 体温至少每10min监测1次
3. 准确记录出入量
4. 监测肌酐、尿素氮、血气分析及血尿pH的变化
5. 观察尿液颜色、性状、量,维持尿量100~200mL/h
30~60min后再次评估
体温下降至38.5℃时即停止降温措施或降低降温强度,维持直肠温度在37~38.5℃
体温未下降
进一步处理
寻找病因,去除诱发因素,记录急救处理的经过

1.3.27　横纹肌溶解综合征的急救流程

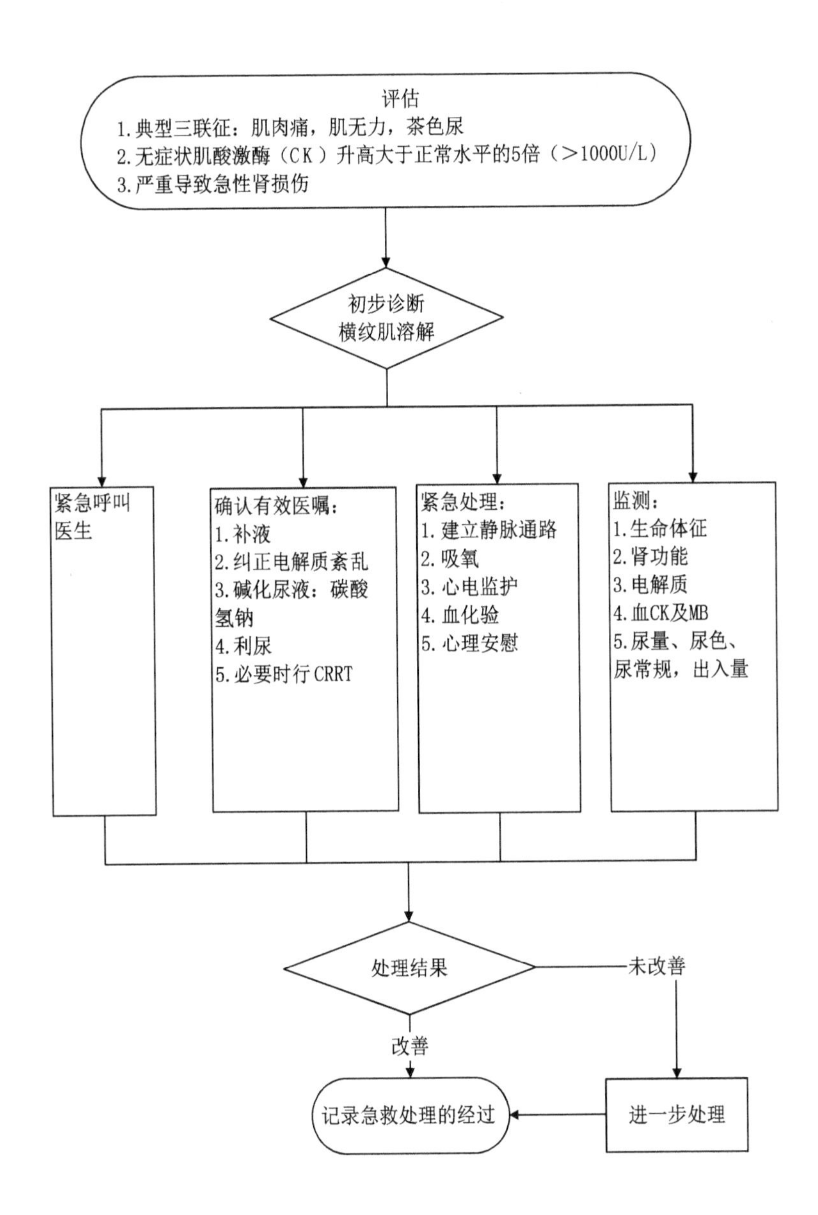
评估
1.典型三联征：肌肉痛，肌无力，茶色尿
2.无症状肌酸激酶（CK）升高大于正常水平的5倍（>1000U/L）
3.严重导致急性肾损伤
初步诊断
横纹肌溶解
紧急呼叫医生
确认有效医嘱：
1.补液
2.纠正电解质紊乱
3.碱化尿液：碳酸氢钠
4.利尿
5.必要时行CRRT
紧急处理：
1.建立静脉通路
2.吸氧
3.心电监护
4.血化验
5.心理安慰
监测：
1.生命体征
2.肾功能
3.电解质
4.血CK及MB
5.尿量、尿色、尿常规，出入量
处理结果
未改善
改善
记录急救处理的经过
进一步处理

1.3.28 肢体离断的处理流程

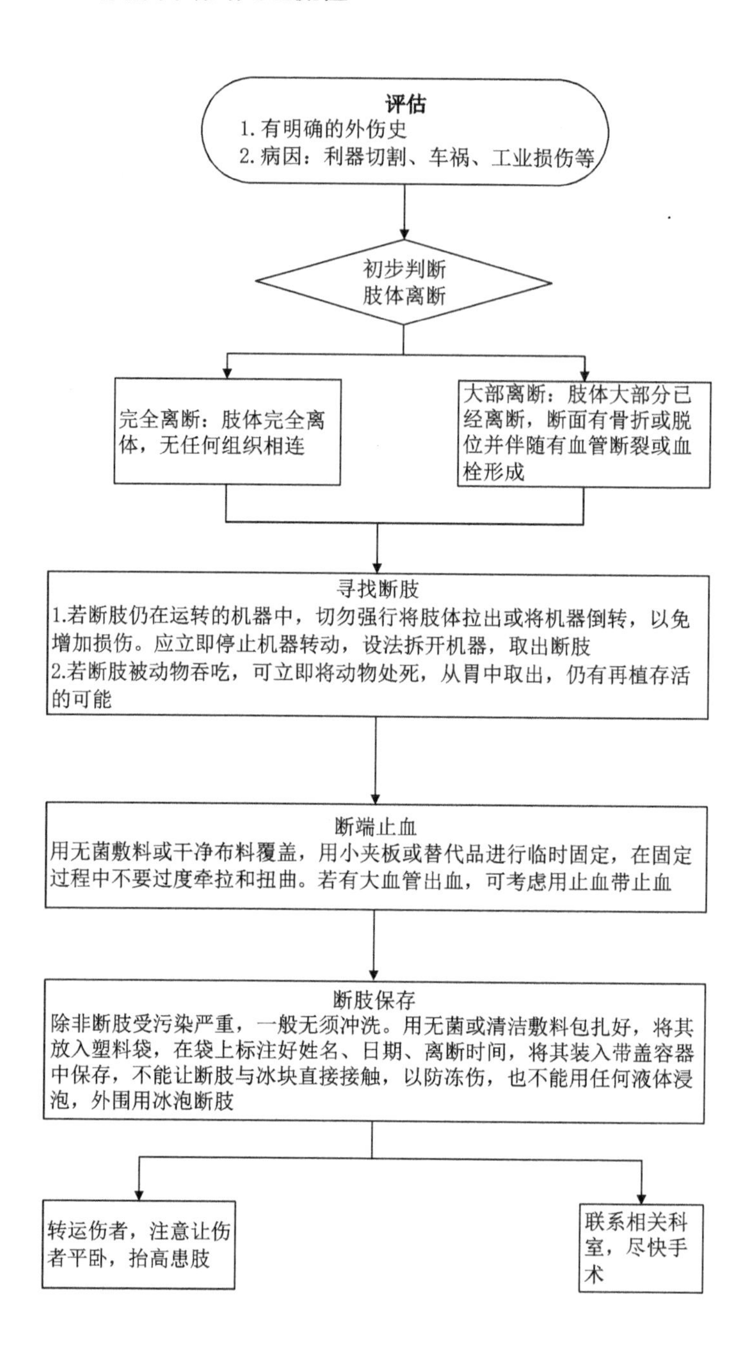
评估
1. 有明确的外伤史
2. 病因：利器切割、车祸、工业损伤等
初步判断
肢体离断
完全离断：肢体完全离体，无任何组织相连
大部离断：肢体大部分已经离断，断面有骨折或脱位并伴随有血管断裂或血栓形成
寻找断肢
1.若断肢仍在运转的机器中，切勿强行将肢体拉出或将机器倒转，以免增加损伤。应立即停止机器转动，设法拆开机器，取出断肢
2.若断肢被动物吞吃，可立即将动物处死，从胃中取出，仍有再植存活的可能
断端止血
用无菌敷料或干净布料覆盖，用小夹板或替代品进行临时固定，在固定过程中不要过度牵拉和扭曲。若有大血管出血，可考虑用止血带止血
断肢保存
除非断肢受污染严重，一般无须冲洗。用无菌或清洁敷料包扎好，将其放入塑料袋，在袋上标注好姓名、日期、离断时间，将其装入带盖容器中保存，不能让断肢与冰块直接接触，以防冻伤，也不能用任何液体浸泡，外围用冰泡断肢
转运伤者，注意让伤者平卧，抬高患肢
联系相关科室，尽快手术

1.3.29　成人破伤风的急救流程

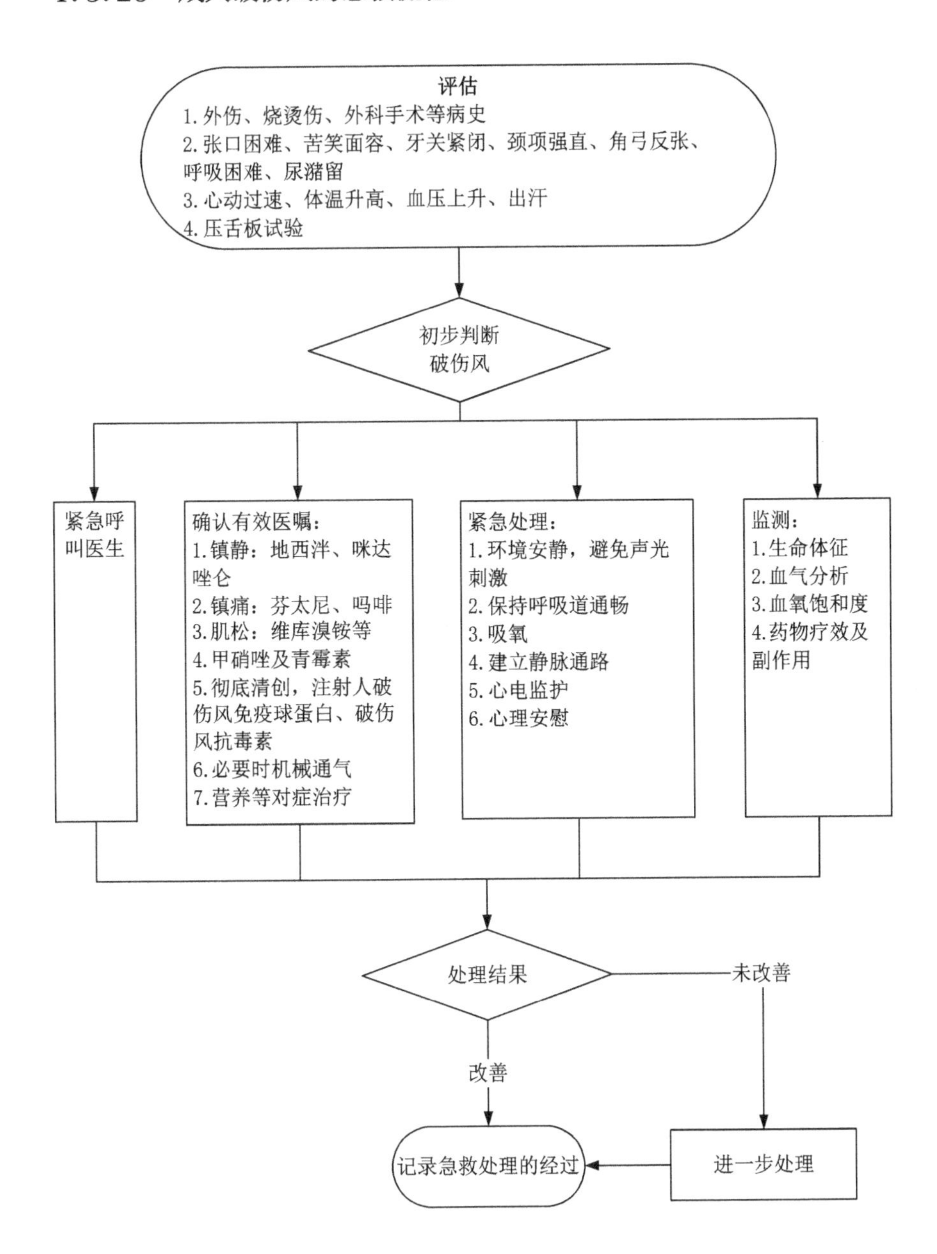
评估
1. 外伤、烧烫伤、外科手术等病史
2. 张口困难、苦笑面容、牙关紧闭、颈项强直、角弓反张、呼吸困难、尿潴留
3. 心动过速、体温升高、血压上升、出汗
4. 压舌板试验
初步判断
破伤风
紧急呼叫医生
确认有效医嘱：
1. 镇静：地西泮、咪达唑仑
2. 镇痛：芬太尼、吗啡
3. 肌松：维库溴铵等
4. 甲硝唑及青霉素
5. 彻底清创，注射人破伤风免疫球蛋白、破伤风抗毒素
6. 必要时机械通气
7. 营养等对症治疗
紧急处理：
1. 环境安静，避免声光刺激
2. 保持呼吸道通畅
3. 吸氧
4. 建立静脉通路
5. 心电监护
6. 心理安慰
监测：
1. 生命体征
2. 血气分析
3. 血氧饱和度
4. 药物疗效及副作用
处理结果
未改善
改善
记录急救处理的经过
进一步处理

1.3.30 犬咬伤的风险评估流程

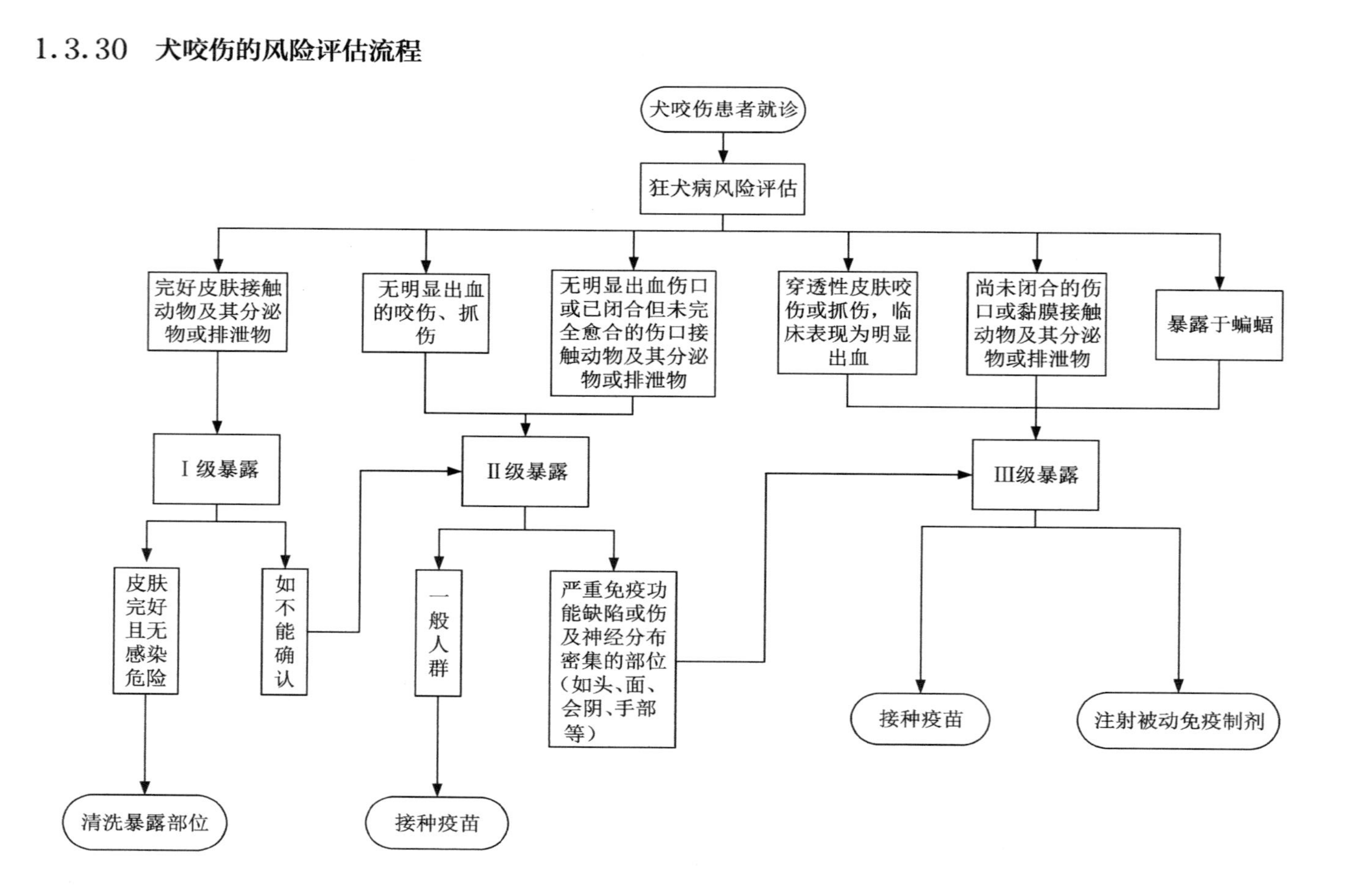

犬咬伤患者就诊
狂犬病风险评估
完好皮肤接触动物及其分泌物或排泄物
无明显出血的咬伤、抓伤
无明显出血伤口或已闭合但未完全愈合的伤口接触动物及其分泌物或排泄物
穿透性皮肤咬伤或抓伤，临床表现为明显出血
尚未闭合的伤口或黏膜接触动物及其分泌物或排泄物
暴露于蝙蝠
Ⅰ级暴露
Ⅱ级暴露
Ⅲ级暴露
皮肤完好且无感染危险
如不能确认
一般人群
严重免疫功能缺陷或伤及神经分布密集的部位（如头、面、会阴、手部等）
接种疫苗
注射被动免疫制剂
清洗暴露部位
接种疫苗

1.3.31　犬咬伤的处置流程

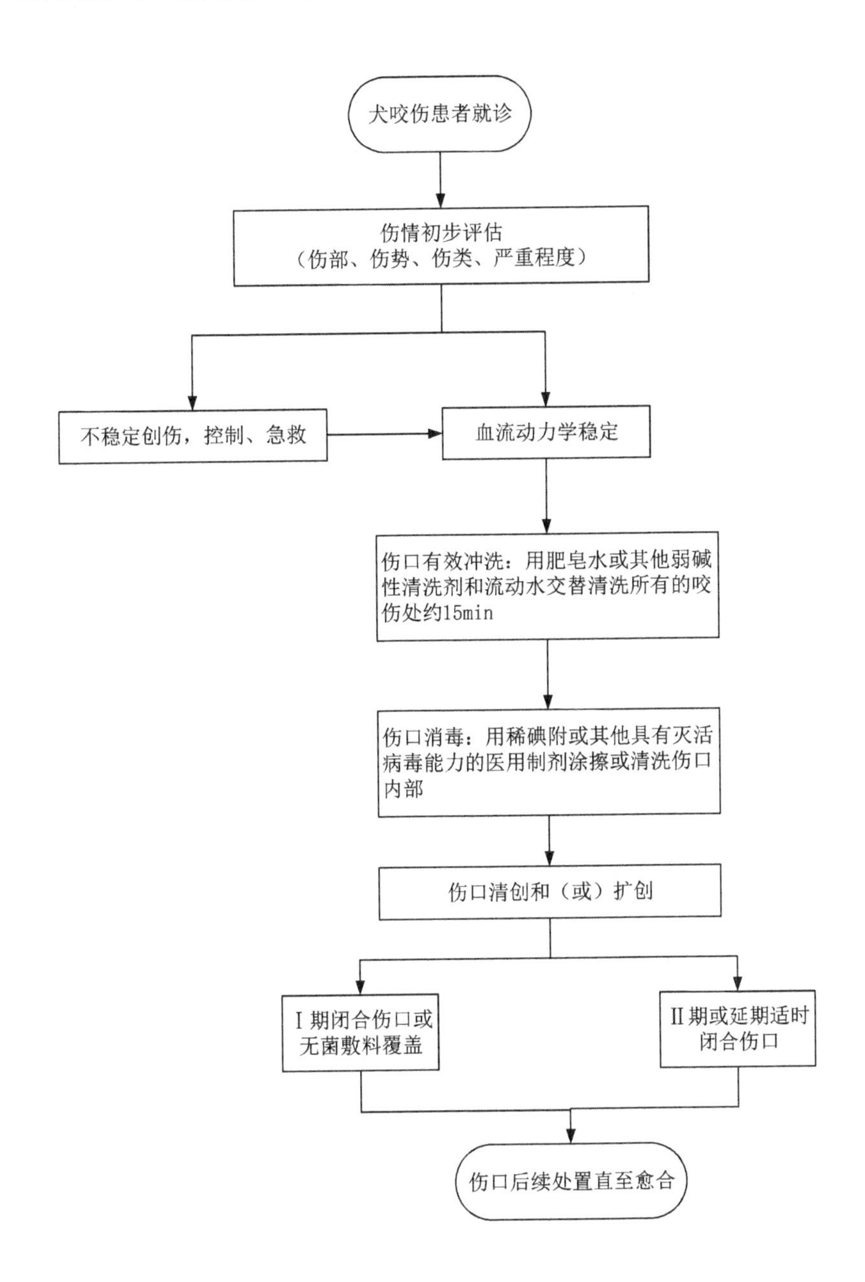
犬咬伤患者就诊
伤情初步评估
（伤部、伤势、伤类、严重程度）
不稳定创伤，控制、急救
血流动力学稳定
伤口有效冲洗：用肥皂水或其他弱碱性清洗剂和流动水交替清洗所有的咬伤处约15min
伤口消毒：用稀碘附或其他具有灭活病毒能力的医用制剂涂擦或清洗伤口内部
伤口清创和（或）扩创
I 期闭合伤口或无菌敷料覆盖
II 期或延期适时闭合伤口
伤口后续处置直至愈合

1.3.32 烧伤患者的处理流程

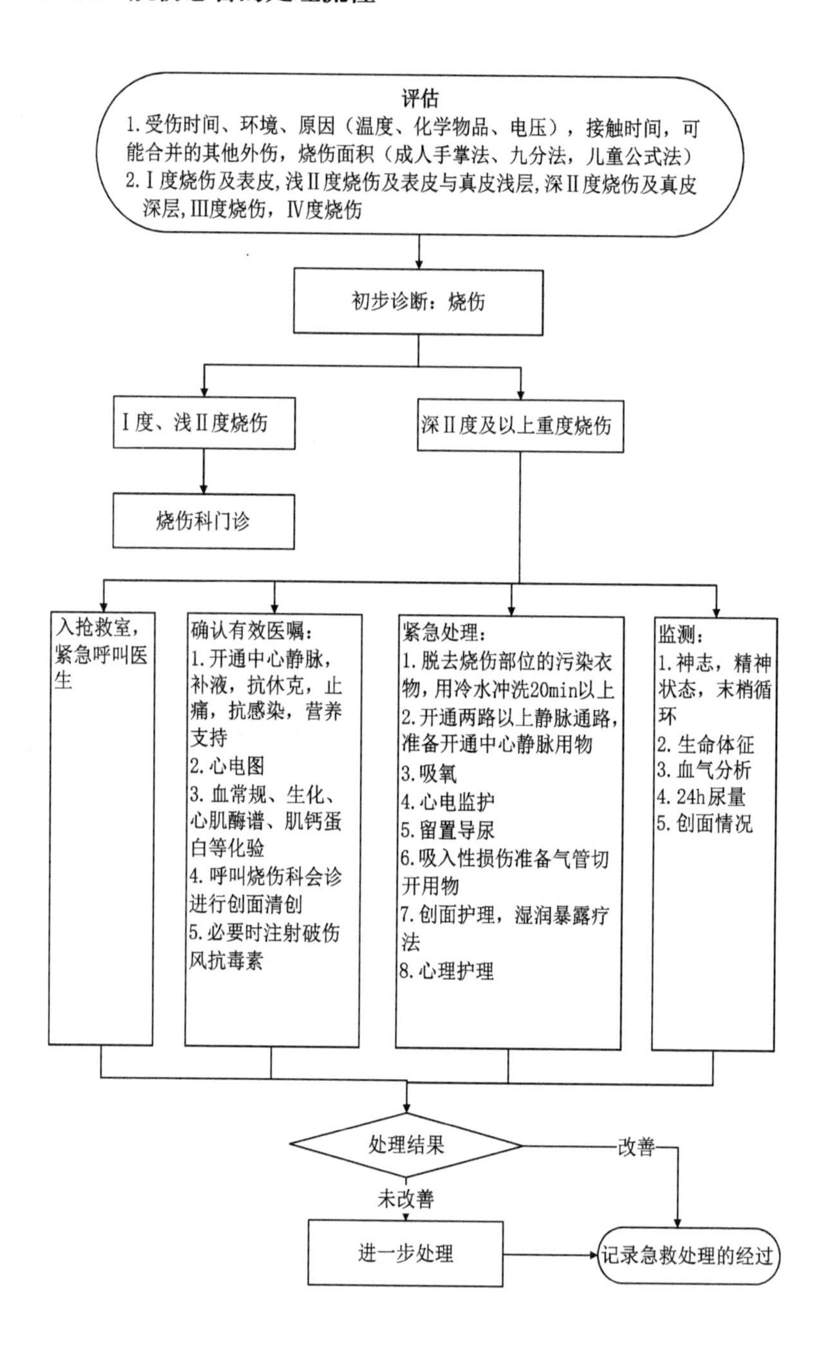
评估
1.受伤时间、环境、原因（温度、化学物品、电压），接触时间，可能合并的其他外伤，烧伤面积（成人手掌法、九分法，儿童公式法）
2.Ⅰ度烧伤及表皮,浅Ⅱ度烧伤及表皮与真皮浅层,深Ⅱ度烧伤及真皮深层,Ⅲ度烧伤，Ⅳ度烧伤
初步诊断：烧伤
Ⅰ度、浅Ⅱ度烧伤
烧伤科门诊
深Ⅱ度及以上重度烧伤
入抢救室，紧急呼叫医生
确认有效医嘱：
1.开通中心静脉，补液，抗休克，止痛，抗感染，营养支持
2.心电图
3.血常规、生化、心肌酶谱、肌钙蛋白等化验
4.呼叫烧伤科会诊进行创面清创
5.必要时注射破伤风抗毒素
紧急处理：
1.脱去烧伤部位的污染衣物，用冷水冲洗20min以上
2.开通两路以上静脉通路，准备开通中心静脉用物
3.吸氧
4.心电监护
5.留置导尿
6.吸入性损伤准备气管切开用物
7.创面护理，湿润暴露疗法
8.心理护理
监测：
1.神志，精神状态，末梢循环
2.生命体征
3.血气分析
4.24h尿量
5.创面情况
处理结果
改善
未改善
进一步处理
记录急救处理的经过

1.3.33　异位妊娠破裂出血的急救流程

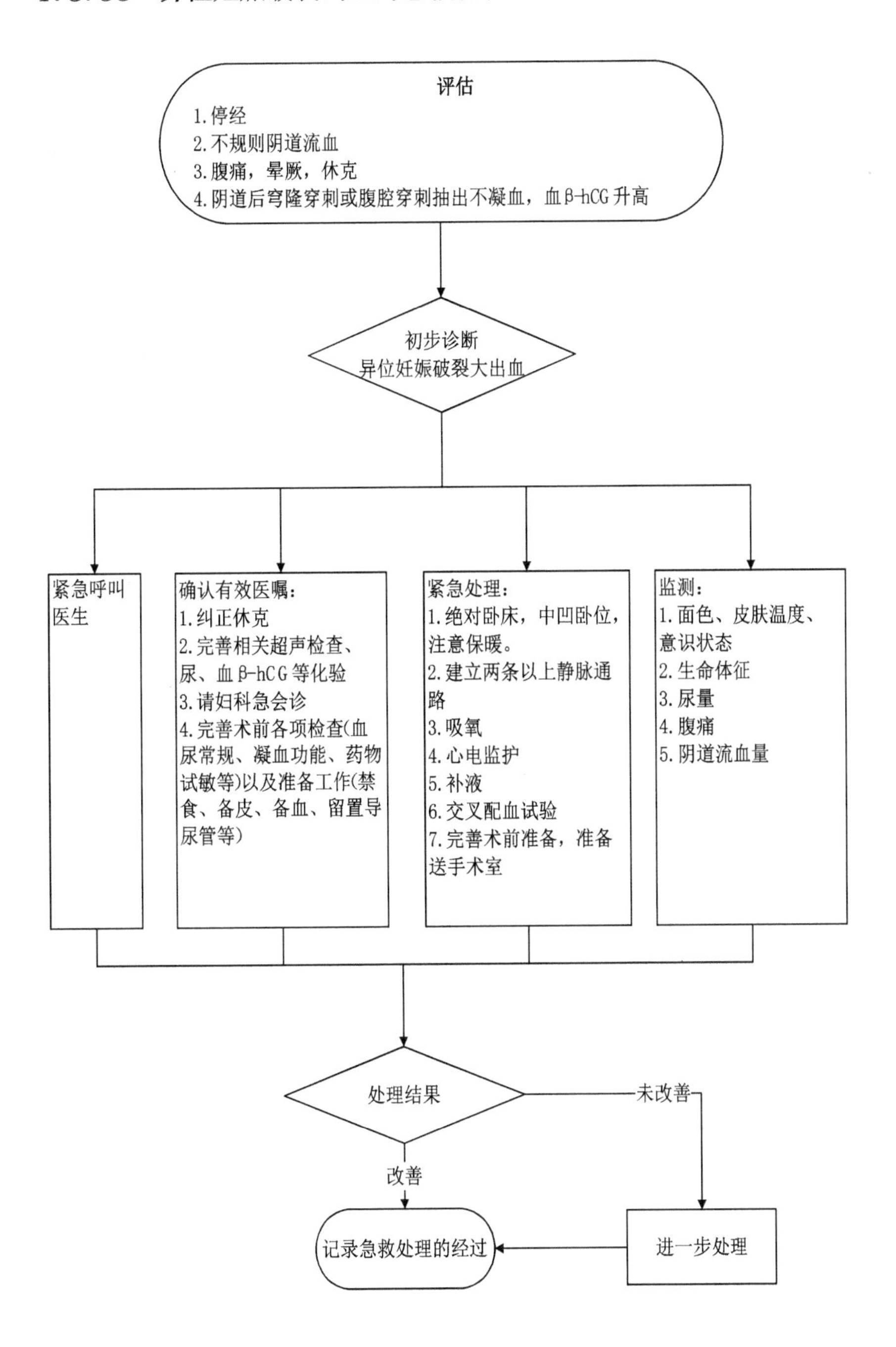
评估
1. 停经
2. 不规则阴道流血
3. 腹痛，晕厥，休克
4. 阴道后穹隆穿刺或腹腔穿刺抽出不凝血，血β-hCG 升高
初步诊断
异位妊娠破裂大出血
紧急呼叫医生
确认有效医嘱：
1. 纠正休克
2. 完善相关超声检查、尿、血β-hCG 等化验
3. 请妇科急会诊
4. 完善术前各项检查(血尿常规、凝血功能、药物试敏等)以及准备工作(禁食、备皮、备血、留置导尿管等)
紧急处理：
1. 绝对卧床，中凹卧位，注意保暖。
2. 建立两条以上静脉通路
3. 吸氧
4. 心电监护
5. 补液
6. 交叉配血试验
7. 完善术前准备，准备送手术室
监测：
1. 面色、皮肤温度、意识状态
2. 生命体征
3. 尿量
4. 腹痛
5. 阴道流血量
处理结果
未改善
改善
记录急救处理的经过
进一步处理

1.3.34 溺水患者的处理流程

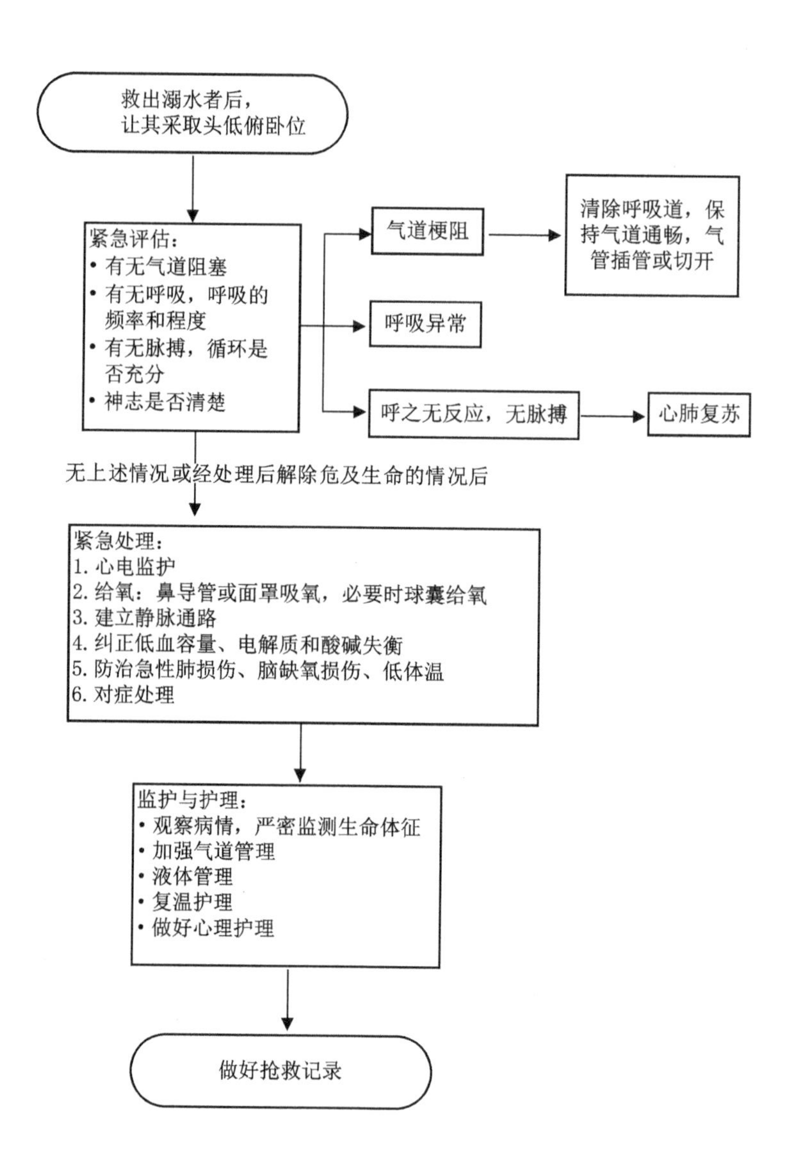
救出溺水者后，
让其采取头低俯卧位
紧急评估：
• 有无气道阻塞
• 有无呼吸，呼吸的频率和程度
• 有无脉搏，循环是否充分
• 神志是否清楚
气道梗阻
清除呼吸道，保持气道通畅，气管插管或切开
呼吸异常
呼之无反应，无脉搏
心肺复苏
无上述情况或经处理后解除危及生命的情况后
紧急处理：
1. 心电监护
2. 给氧：鼻导管或面罩吸氧，必要时球囊给氧
3. 建立静脉通路
4. 纠正低血容量、电解质和酸碱失衡
5. 防治急性肺损伤、脑缺氧损伤、低体温
6. 对症处理
监护与护理：
• 观察病情，严密监测生命体征
• 加强气道管理
• 液体管理
• 复温护理
• 做好心理护理
做好抢救记录

1.3.35　花粉-食物过敏综合征的诊断流程

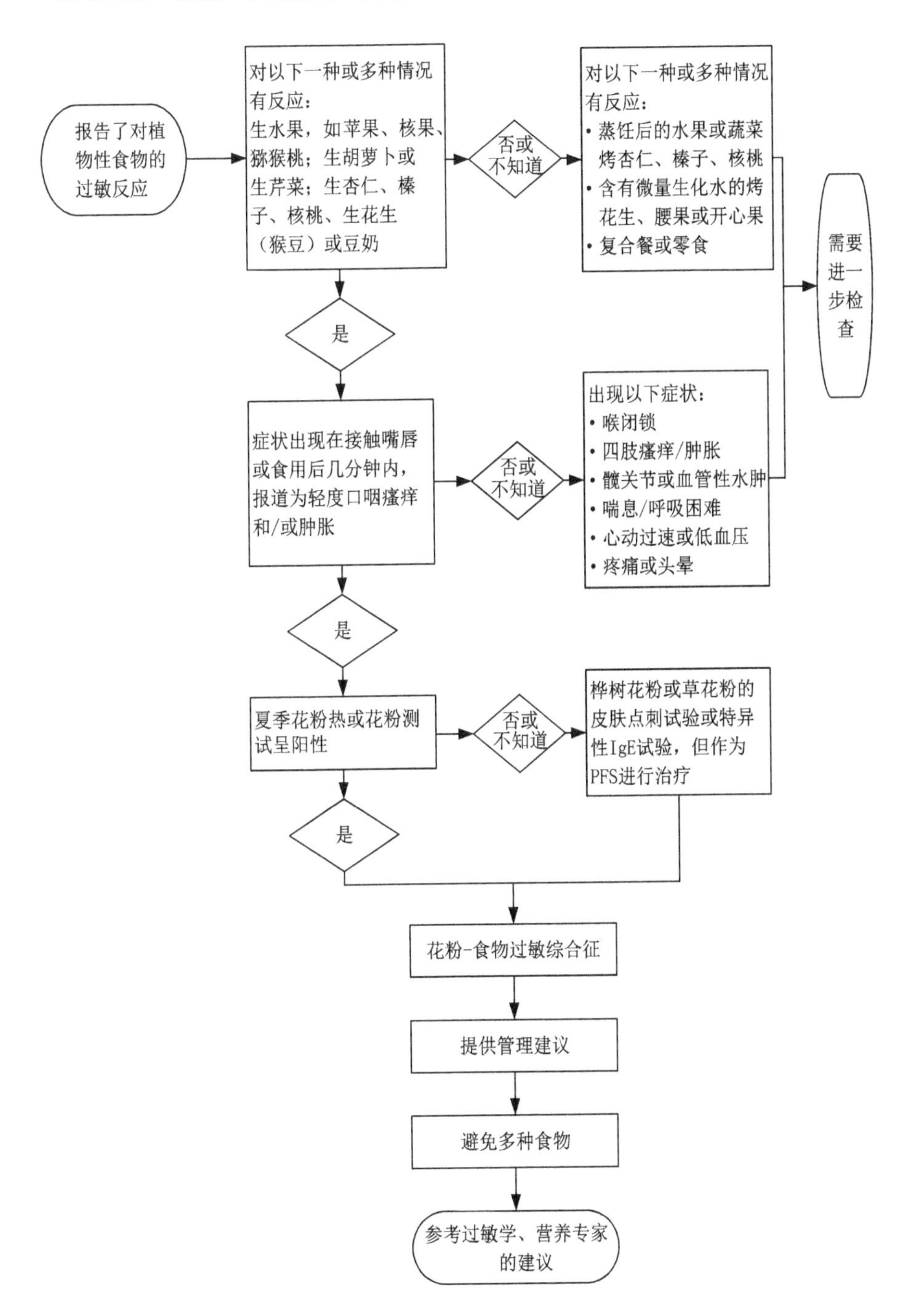
报告了对植物性食物的过敏反应
对以下一种或多种情况有反应：
生水果，如苹果、核果、猕猴桃；生胡萝卜或生芹菜；生杏仁、榛子、核桃、生花生（猴豆）或豆奶
否或不知道
对以下一种或多种情况有反应：
• 蒸饪后的水果或蔬菜烤杏仁、榛子、核桃
• 含有微量生化水的烤花生、腰果或开心果
• 复合餐或零食
需要进一步检查
是
症状出现在接触嘴唇或食用后几分钟内，报道为轻度口咽瘙痒和/或肿胀
否或不知道
出现以下症状：
• 喉闭锁
• 四肢瘙痒/肿胀
• 髋关节或血管性水肿
• 喘息/呼吸困难
• 心动过速或低血压
• 疼痛或头晕
是
夏季花粉热或花粉测试呈阳性
否或不知道
桦树花粉或草花粉的皮肤点刺试验或特异性IgE试验，但作为PFS进行治疗
是
花粉-食物过敏综合征
提供管理建议
避免多种食物
参考过敏学、营养专家的建议

1.3.36 花粉-食物过敏综合征的处理流程

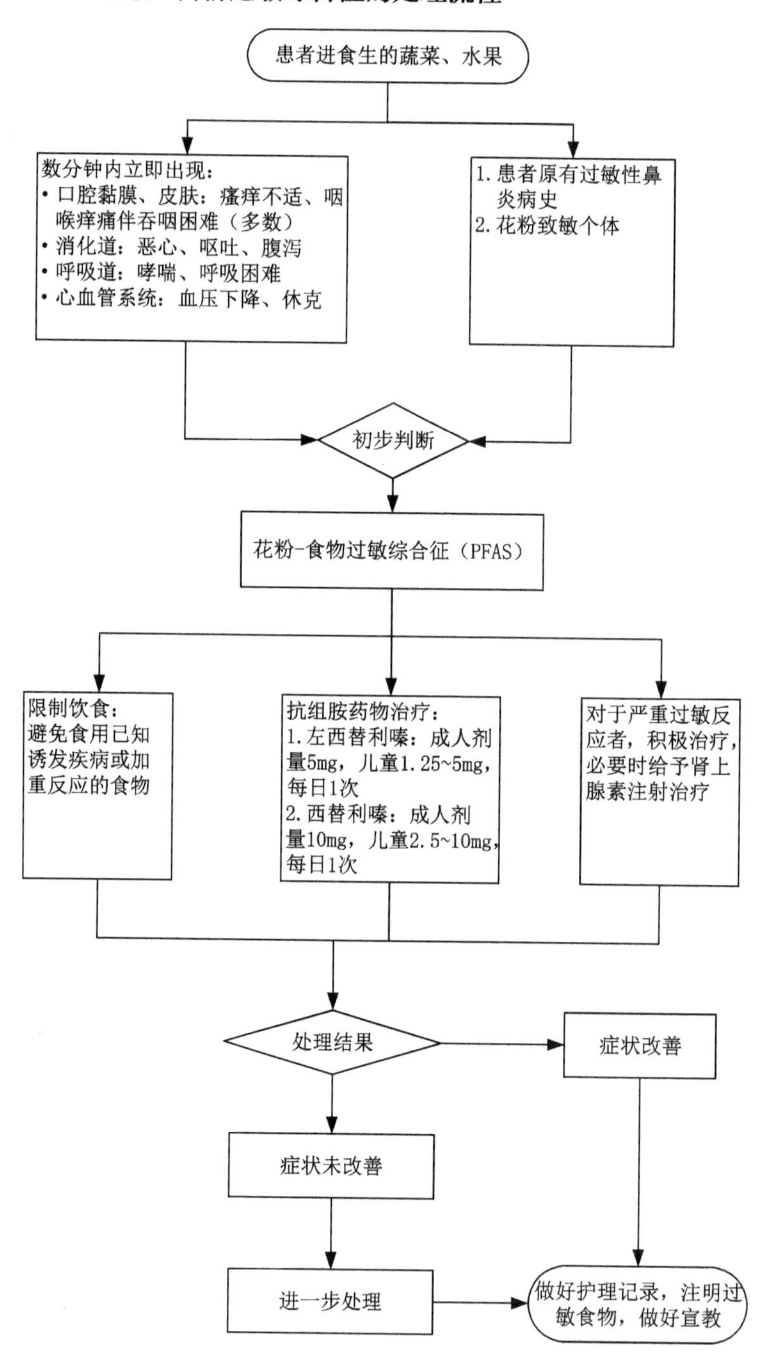
患者进食生的蔬菜、水果
数分钟内立即出现：
• 口腔黏膜、皮肤：瘙痒不适、咽喉痒痛伴吞咽困难（多数）
• 消化道：恶心、呕吐、腹泻
• 呼吸道：哮喘、呼吸困难
• 心血管系统：血压下降、休克
1. 患者原有过敏性鼻炎病史
2. 花粉致敏个体
初步判断
花粉-食物过敏综合征（PFAS）
限制饮食：
避免食用已知诱发疾病或加重反应的食物
抗组胺药物治疗：
1. 左西替利嗪：成人剂量5mg，儿童1.25~5mg，每日1次
2. 西替利嗪：成人剂量10mg，儿童2.5~10mg，每日1次
对于严重过敏反应者，积极治疗，必要时给予肾上腺素注射治疗
处理结果
症状改善
症状未改善
进一步处理
做好护理记录，注明过敏食物，做好宣教

1.3.37　紧急失温的处理流程

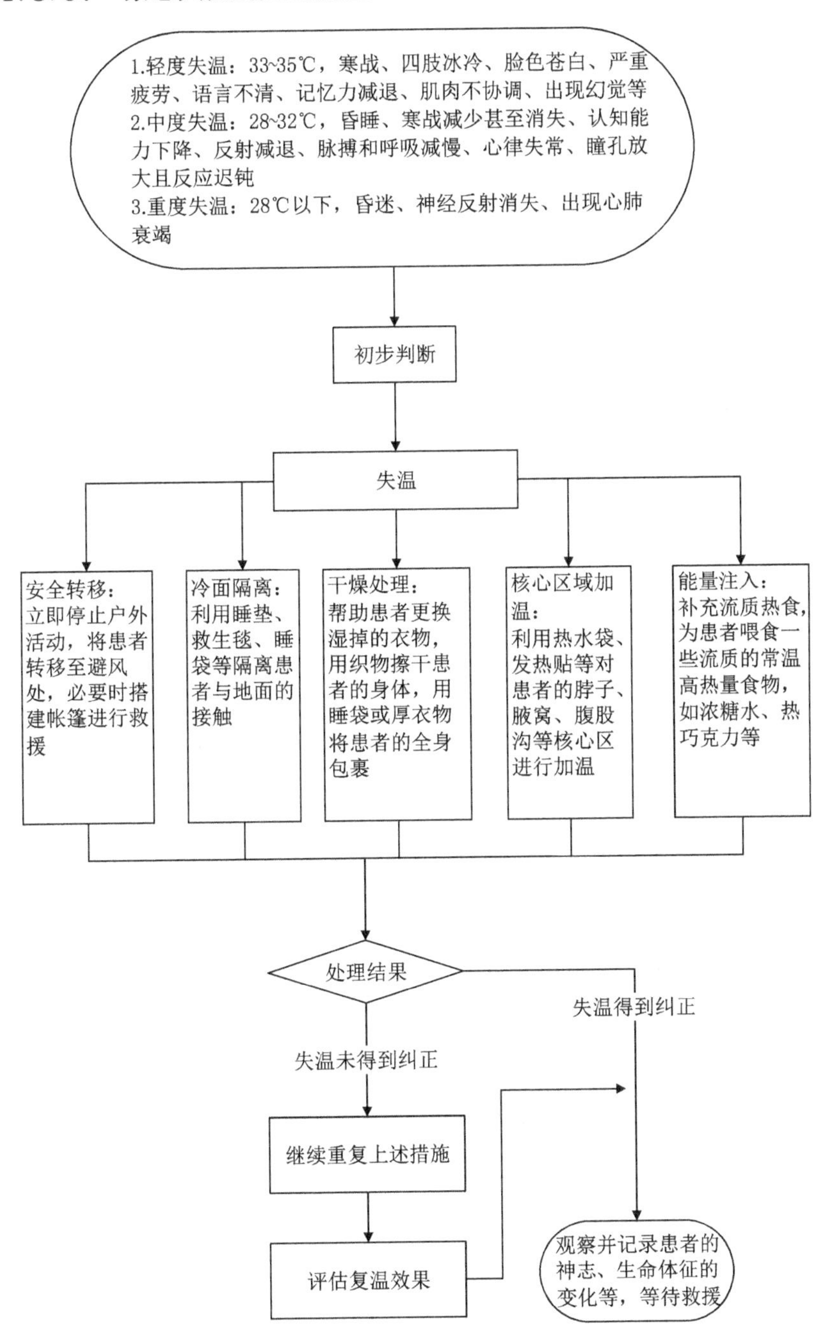
1.轻度失温：33~35℃，寒战、四肢冰冷、脸色苍白、严重疲劳、语言不清、记忆力减退、肌肉不协调、出现幻觉等
2.中度失温：28~32℃，昏睡、寒战减少甚至消失、认知能力下降、反射减退、脉搏和呼吸减慢、心律失常、瞳孔放大且反应迟钝
3.重度失温：28℃以下，昏迷、神经反射消失、出现心肺衰竭
初步判断
失温
安全转移：立即停止户外活动，将患者转移至避风处，必要时搭建帐篷进行救援
冷面隔离：利用睡垫、救生毯、睡袋等隔离患者与地面的接触
干燥处理：帮助患者更换湿掉的衣物，用织物擦干患者的身体，用睡袋或厚衣物将患者的全身包裹
核心区域加温：利用热水袋、发热贴等对患者的脖子、腋窝、腹股沟等核心区进行加温
能量注入：补充流质热食，为患者喂食一些流质的常温高热量食物，如浓糖水、热巧克力等
处理结果
失温得到纠正
失温未得到纠正
继续重复上述措施
评估复温效果
观察并记录患者的神志、生命体征的变化等，等待救援

1.3.38 输液反应的处理流程

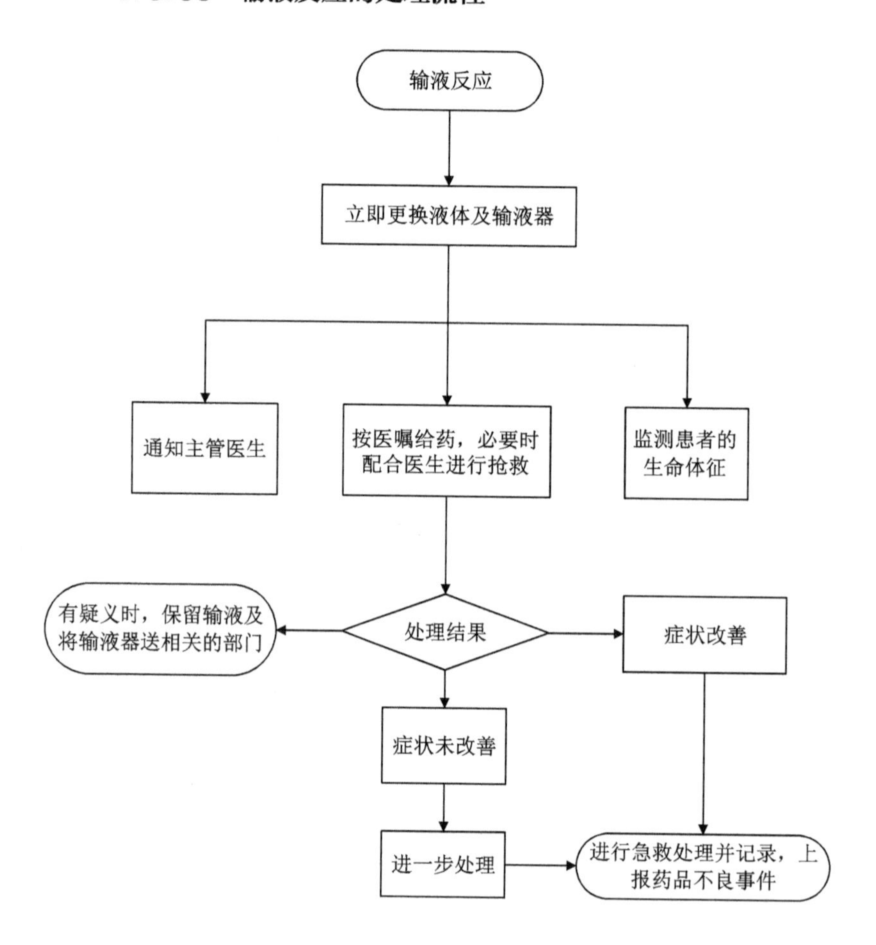
输液反应
立即更换液体及输液器
通知主管医生
按医嘱给药，必要时配合医生进行抢救
监测患者的生命体征
有疑义时，保留输液及将输液器送相关的部门
处理结果
症状改善
症状未改善
进一步处理
进行急救处理并记录，上报药品不良事件

常见的输液反应：

1. 发热反应：对于发热反应轻者，立即减慢点滴速度或停止输液；对于严重者，立即停止输液，保留剩余的溶液和输液器，必要时送检验科做细菌培养。

2. 循环负荷过重反应（急性肺水肿）时，立即停止输液并通知医生。

3. 静脉炎。

4. 空气栓塞：立即将患者处于左侧卧位，并保持头低足高位；高流量吸氧。

1.4　急诊常见的导管日常护理及导管异常事件的处理流程

1.4.1　气管插管意外滑脱的紧急处理

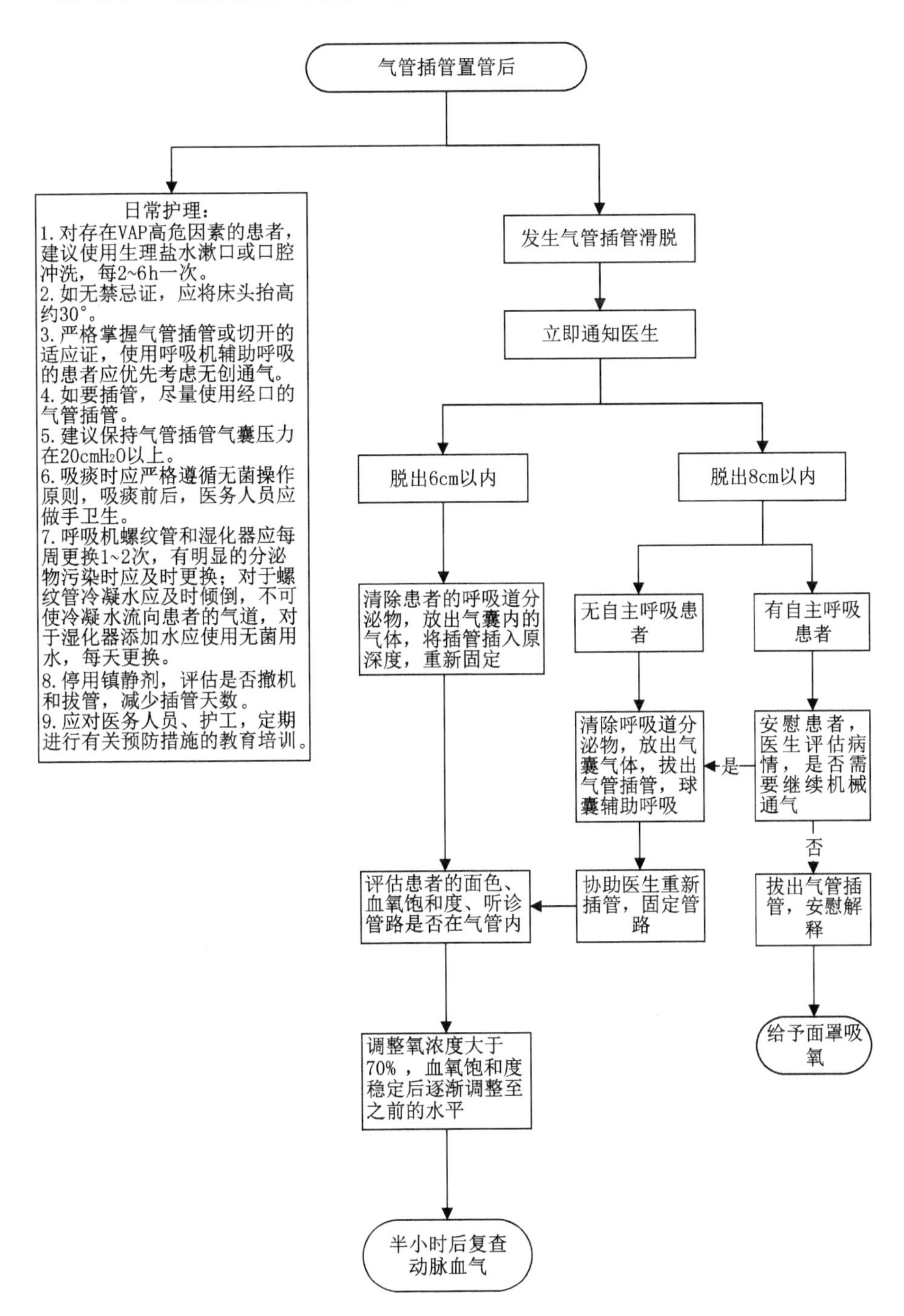
气管插管置管后
日常护理：
1. 对存在VAP高危因素的患者，建议使用生理盐水漱口或口腔冲洗，每2~6h一次。
2. 如无禁忌证，应将床头抬高约30°。
3. 严格掌握气管插管或切开的适应证，使用呼吸机辅助呼吸的患者应优先考虑无创通气。
4. 如要插管，尽量使用经口的气管插管。
5. 建议保持气管插管气囊压力在20cmH₂O以上。
6. 吸痰时应严格遵循无菌操作原则，吸痰前后，医务人员应做手卫生。
7. 呼吸机螺纹管和湿化器应每周更换1~2次，有明显的分泌物污染时应及时更换；对于螺纹管冷凝水应及时倾倒，不可使冷凝水流向患者的气道，对于湿化器添加水应使用无菌用水，每天更换。
8. 停用镇静剂，评估是否撤机和拔管，减少插管天数。
9. 应对医务人员、护工，定期进行有关预防措施的教育培训。
发生气管插管滑脱
立即通知医生
脱出6cm以内
脱出8cm以内
清除患者的呼吸道分泌物，放出气囊内的气体，将插管插入原深度，重新固定
无自主呼吸患者
有自主呼吸患者
清除呼吸道分泌物，放出气囊气体，拔出气管插管，球囊辅助呼吸
安慰患者，医生评估病情，是否需要继续机械通气
是
否
评估患者的面色、血氧饱和度、听诊管路是否在气管内
协助医生重新插管，固定管路
拔出气管插管，安慰解释
调整氧浓度大于70%，血氧饱和度稳定后逐渐调整至之前的水平
给予面罩吸氧
半小时后复查动脉血气

1.4.2 气管切开套管意外滑脱的紧急处理

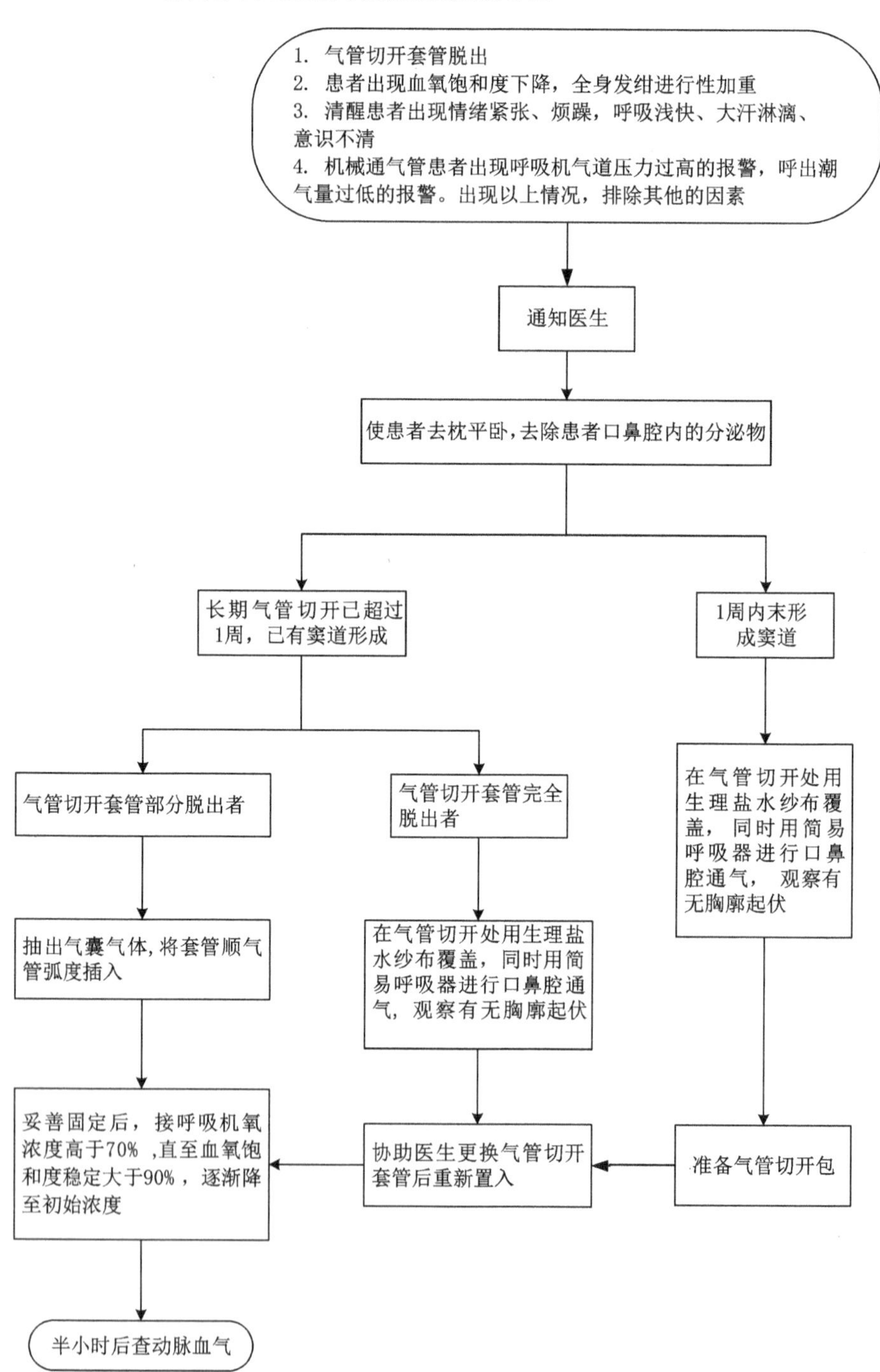
1. 气管切开套管脱出
2. 患者出现血氧饱和度下降，全身发绀进行性加重
3. 清醒患者出现情绪紧张、烦躁，呼吸浅快、大汗淋漓、意识不清
4. 机械通气管患者出现呼吸机气道压力过高的报警，呼出潮气量过低的报警。出现以上情况，排除其他的因素
通知医生
使患者去枕平卧，去除患者口鼻腔内的分泌物
长期气管切开已超过1周，已有窦道形成
1周内末形成窦道
气管切开套管部分脱出者
气管切开套管完全脱出者
在气管切开处用生理盐水纱布覆盖，同时用简易呼吸器进行口鼻腔通气，观察有无胸廓起伏
抽出气囊气体，将套管顺气管弧度插入
在气管切开处用生理盐水纱布覆盖，同时用简易呼吸器进行口鼻腔通气，观察有无胸廓起伏
妥善固定后，接呼吸机氧浓度高于70%，直至血氧饱和度稳定大于90%，逐渐降至初始浓度
协助医生更换气管切开套管后重新置入
准备气管切开包
半小时后查动脉血气

1.4.3　胸腔闭式引流管置管后的护理

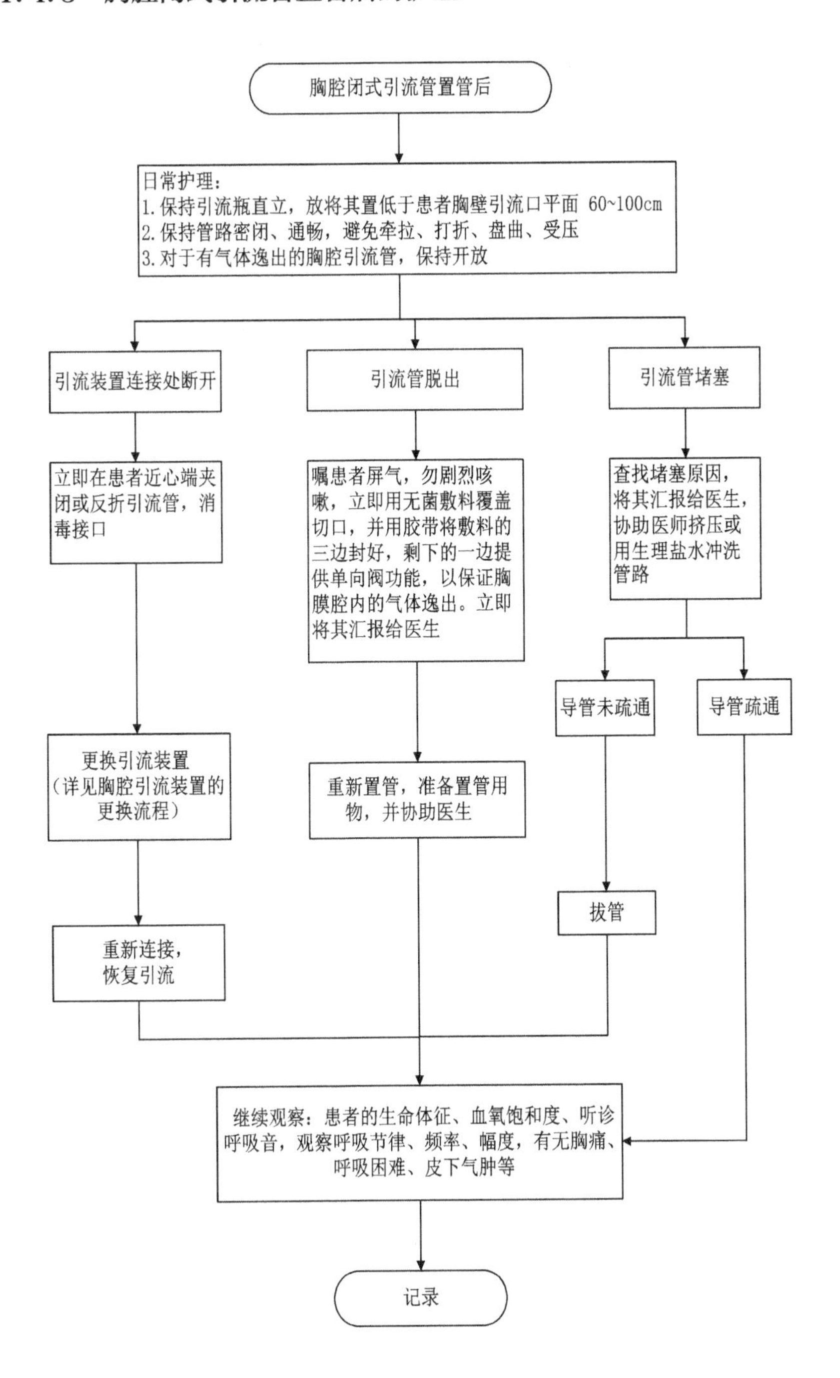
胸腔闭式引流管置管后
日常护理：
1. 保持引流瓶直立，放将其置低于患者胸壁引流口平面 60~100cm
2. 保持管路密闭、通畅，避免牵拉、打折、盘曲、受压
3. 对于有气体逸出的胸腔引流管，保持开放
引流装置连接处断开
引流管脱出
引流管堵塞
立即在患者近心端夹闭或反折引流管，消毒接口
嘱患者屏气，勿剧烈咳嗽，立即用无菌敷料覆盖切口，并用胶带将敷料的三边封好，剩下的一边提供单向阀功能，以保证胸膜腔内的气体逸出。立即将其汇报给医生
查找堵塞原因，将其汇报给医生，协助医师挤压或用生理盐水冲洗管路
导管未疏通
导管疏通
更换引流装置（详见胸腔引流装置的更换流程）
重新置管，准备置管用物，并协助医生
拔管
重新连接，恢复引流
继续观察：患者的生命体征、血氧饱和度、听诊呼吸音，观察呼吸节律、频率、幅度，有无胸痛、呼吸困难、皮下气肿等
记录

1.4.4 胸腔引流装置（水封瓶）的更换流程

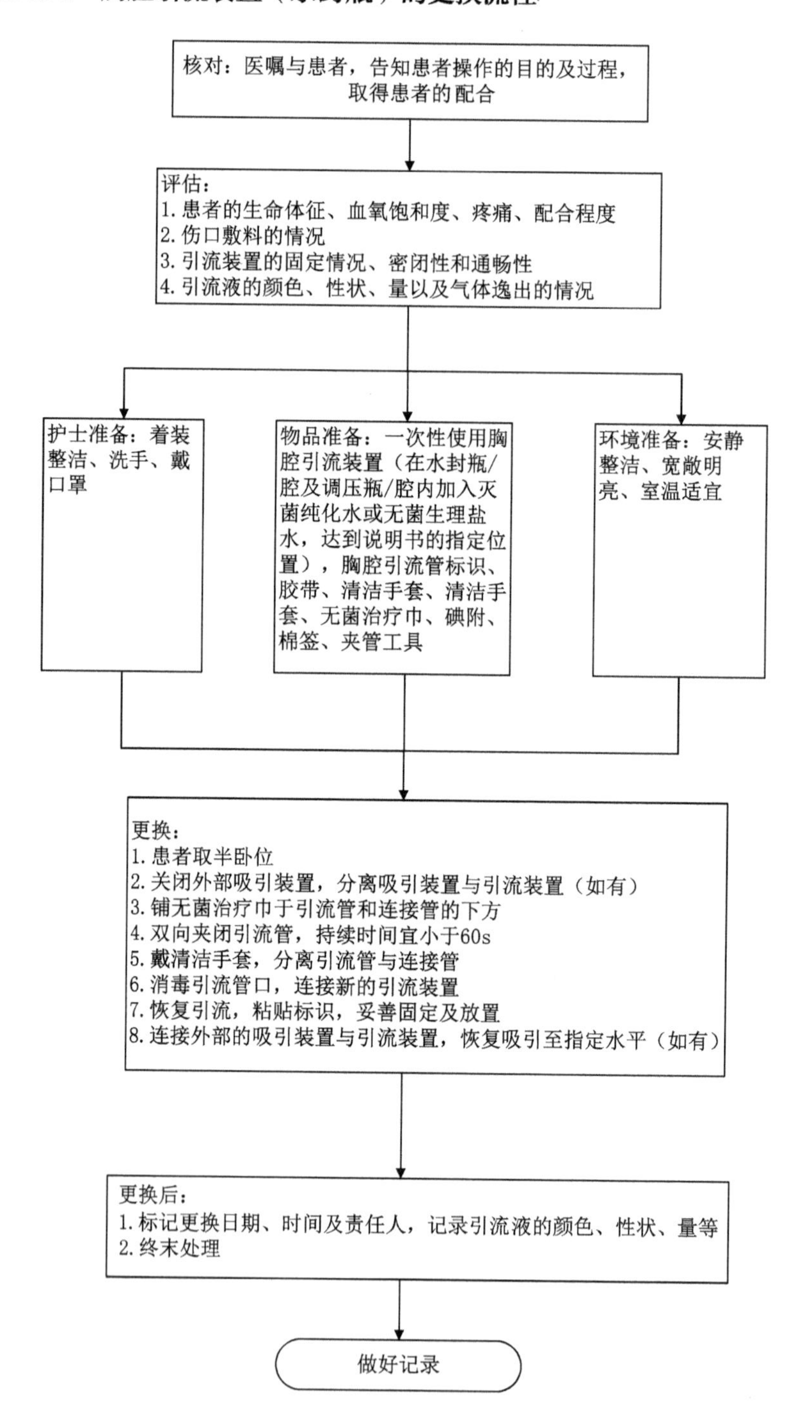

核对：医嘱与患者，告知患者操作的目的及过程，取得患者的配合
评估：
1. 患者的生命体征、血氧饱和度、疼痛、配合程度
2. 伤口敷料的情况
3. 引流装置的固定情况、密闭性和通畅性
4. 引流液的颜色、性状、量以及气体逸出的情况
护士准备：着装整洁、洗手、戴口罩
物品准备：一次性使用胸腔引流装置（在水封瓶/腔及调压瓶/腔内加入灭菌纯化水或无菌生理盐水，达到说明书的指定位置），胸腔引流管标识、胶带、清洁手套、清洁手套、无菌治疗巾、碘附、棉签、夹管工具
环境准备：安静整洁、宽敞明亮、室温适宜
更换：
1. 患者取半卧位
2. 关闭外部吸引装置，分离吸引装置与引流装置（如有）
3. 铺无菌治疗巾于引流管和连接管的下方
4. 双向夹闭引流管，持续时间宜小于60s
5. 戴清洁手套，分离引流管与连接管
6. 消毒引流管口，连接新的引流装置
7. 恢复引流，粘贴标识，妥善固定及放置
8. 连接外部的吸引装置与引流装置，恢复吸引至指定水平（如有）
更换后：
1. 标记更换日期、时间及责任人，记录引流液的颜色、性状、量等
2. 终末处理
做好记录

1.4.5　血液净化导管的护理

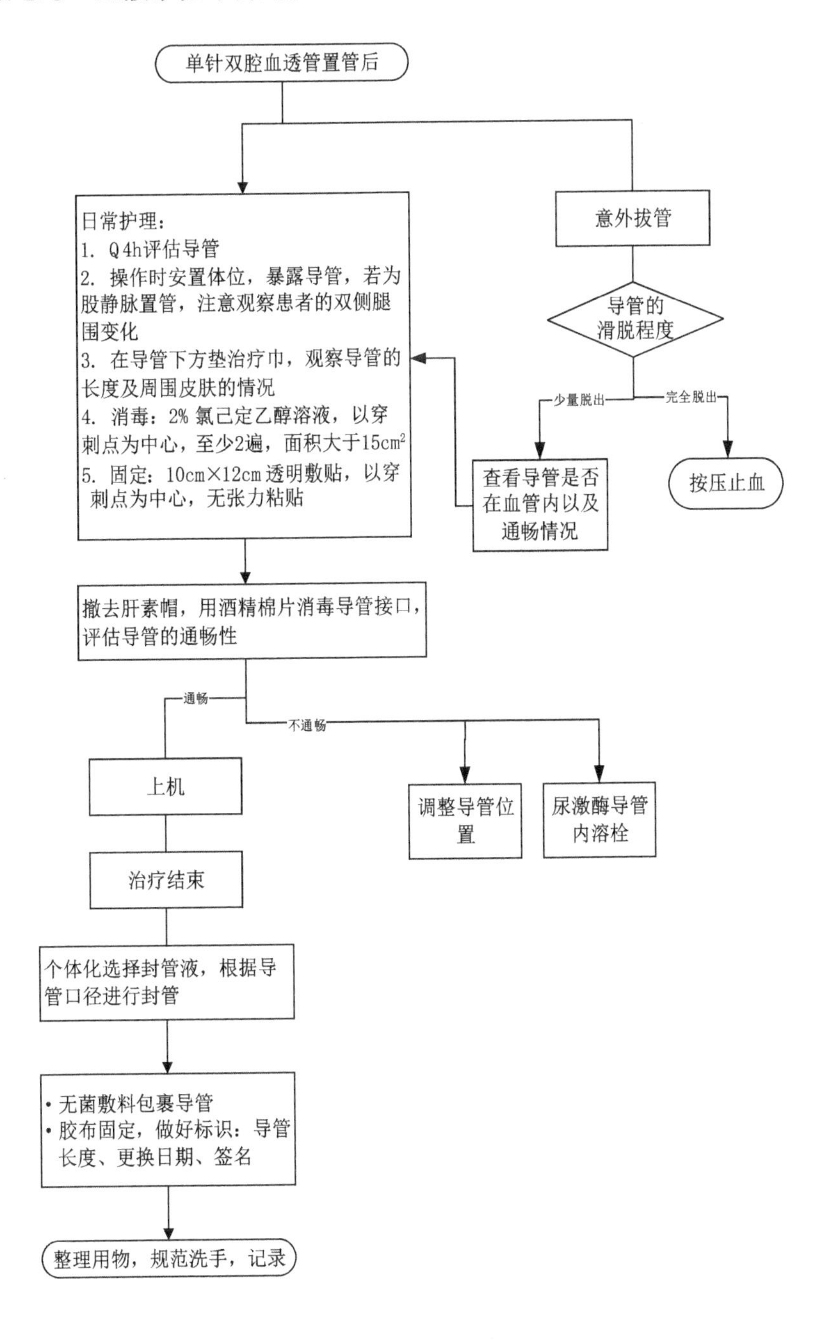
单针双腔血透管置管后
日常护理：
1. Q4h评估导管
2. 操作时安置体位，暴露导管，若为股静脉置管，注意观察患者的双侧腿围变化
3. 在导管下方垫治疗巾，观察导管的长度及周围皮肤的情况
4. 消毒：2% 氯己定乙醇溶液，以穿刺点为中心，至少2遍，面积大于15cm²
5. 固定：10cm×12cm 透明敷贴，以穿刺点为中心，无张力粘贴
意外拔管
导管的滑脱程度
少量脱出
完全脱出
查看导管是否在血管内以及通畅情况
按压止血
撤去肝素帽，用酒精棉片消毒导管接口，评估导管的通畅性
通畅
不通畅
上机
调整导管位置
尿激酶导管内溶栓
治疗结束
个体化选择封管液，根据导管口径进行封管
• 无菌敷料包裹导管
• 胶布固定，做好标识：导管长度、更换日期、签名
整理用物，规范洗手，记录

1.4.6 三腔二囊管置管后的护理

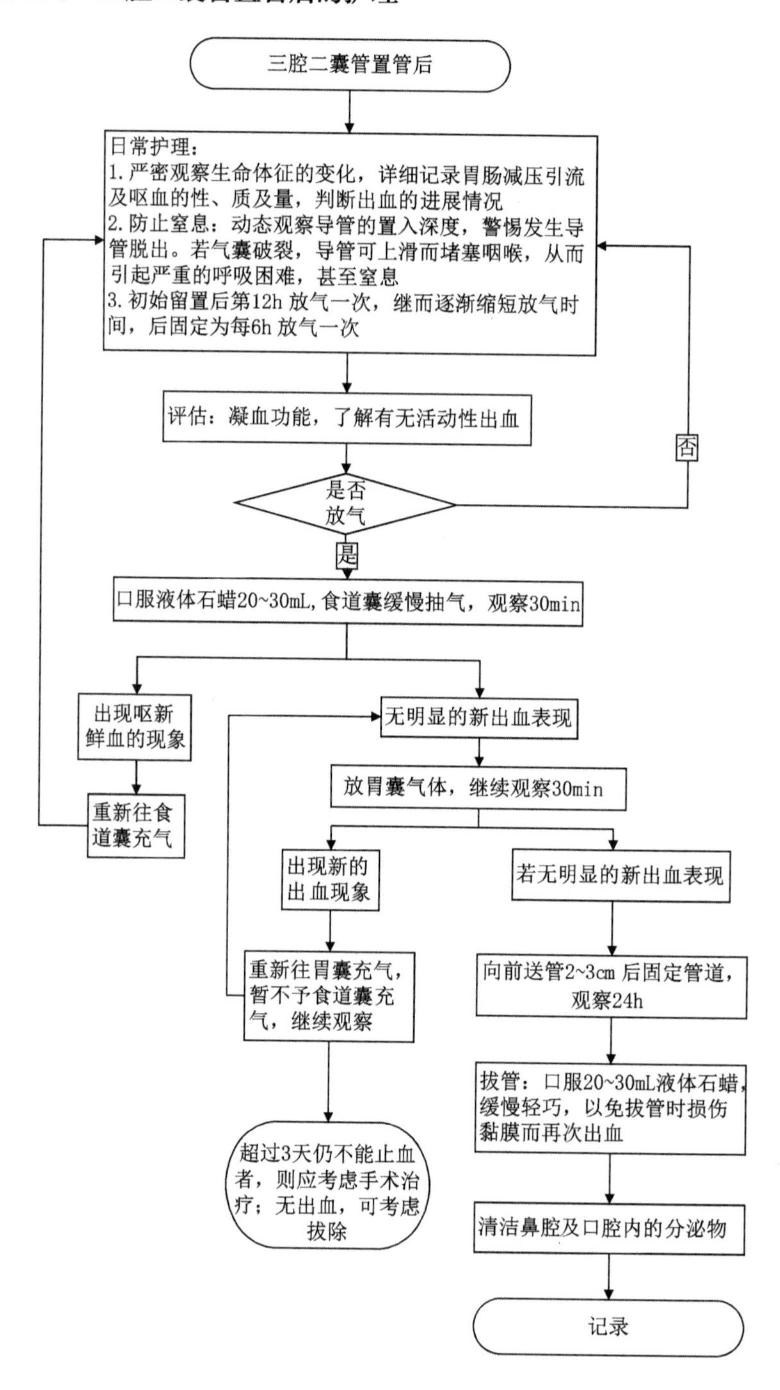
三腔二囊管置管后
日常护理：
1. 严密观察生命体征的变化，详细记录胃肠减压引流及呕血的性、质及量，判断出血的进展情况
2. 防止窒息：动态观察导管的置入深度，警惕发生导管脱出。若气囊破裂，导管可上滑而堵塞咽喉，从而引起严重的呼吸困难，甚至窒息
3. 初始留置后第12h 放气一次，继而逐渐缩短放气时间，后固定为每6h 放气一次
评估：凝血功能，了解有无活动性出血
是否放气
否
是
口服液体石蜡20~30mL，食道囊缓慢抽气，观察30min
出现呕新鲜血的现象
重新往食道囊充气
无明显的新出血表现
放胃囊气体，继续观察30min
出现新的出血现象
重新往胃囊充气，暂不予食道囊充气，继续观察
超过3天仍不能止血者，则应考虑手术治疗；无出血，可考虑拔除
若无明显的新出血表现
向前送管2~3cm 后固定管道，观察24h
拔管：口服20~30mL液体石蜡，缓慢轻巧，以免拔管时损伤黏膜而再次出血
清洁鼻腔及口腔内的分泌物
记录

1.4.7 PiCCO 导管的护理

（1）PiCCO 导管的操作流程

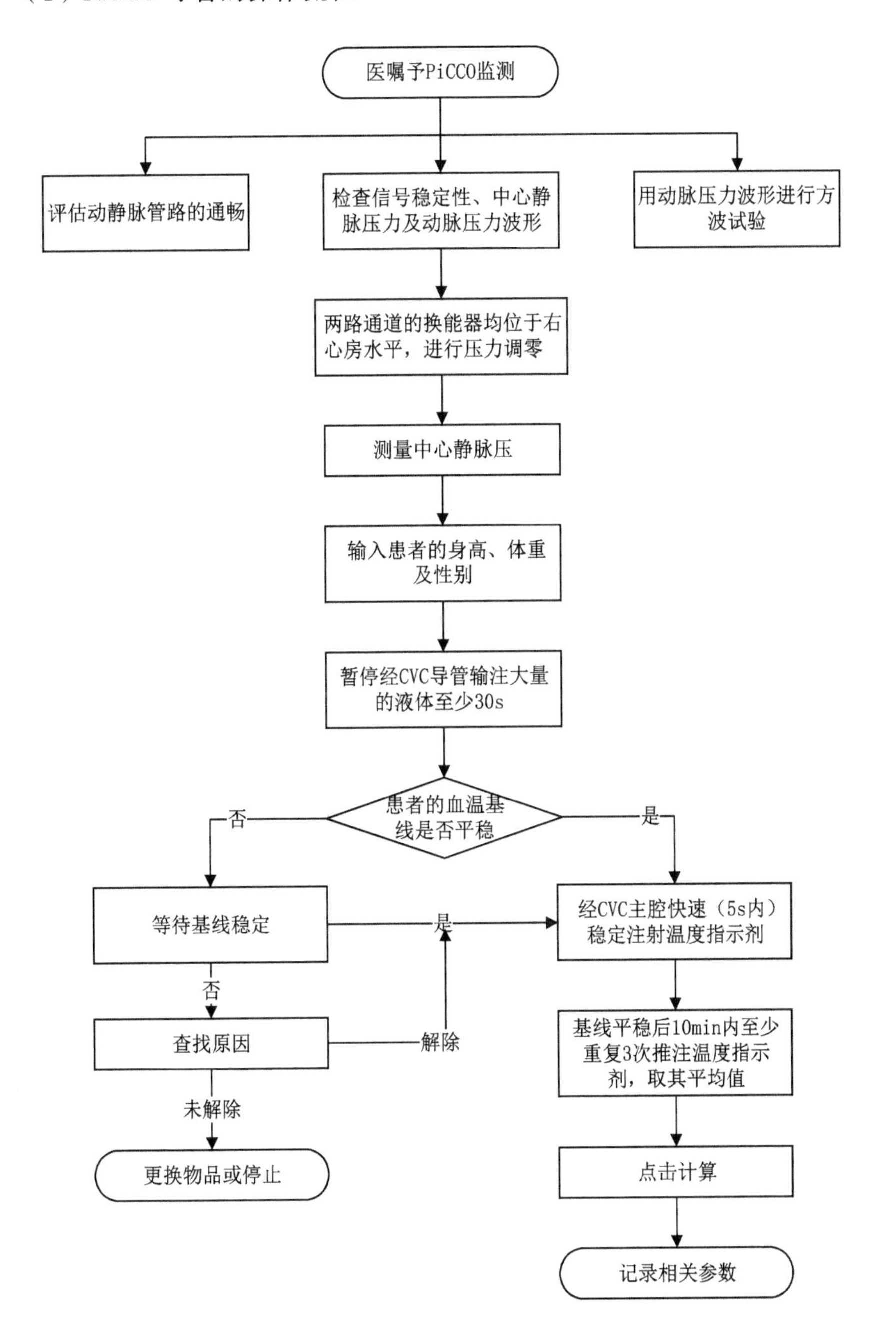
医嘱予PiCCO监测
评估动静脉管路的通畅
检查信号稳定性、中心静脉压力及动脉压力波形
用动脉压力波形进行方波试验
两路通道的换能器均位于右心房水平，进行压力调零
测量中心静脉压
输入患者的身高、体重及性别
暂停经CVC导管输注大量的液体至少30s
患者的血温基线是否平稳
否
是
等待基线稳定
是
经CVC主腔快速（5s内）稳定注射温度指示剂
否
查找原因
解除
基线平稳后10min内至少重复3次推注温度指示剂，取其平均值
未解除
更换物品或停止
点击计算
记录相关参数

（2）PiCCO 导管的护理要点

①首选股动脉作为热稀释导管的留置血管，还可选用腋动脉、肱动脉，不推荐常规使用桡动脉置管。

②首选锁骨下静脉或颈内静脉作为温度指示剂的注射通道。当股静脉作为温度指示剂注射通道时，需在仪器中选择（若可选）相应的中心静脉置管选项。

③置管时使用超声进行血管评估及穿刺引导，注意无菌操作，必要时用剪掉置管部位的毛发进行备皮。

④ PiCCO 监测需按照标准操作流程进行。选择中心静脉导管主腔连接温度感受器，最多只使用一个三通。温度指示剂通常选用生理盐水，温度应当低于患者的血液温度 12℃以上。

⑤建议至少每 8h 进行一次经肺热稀释法校准。当血流动力学不稳定时，可适当增加校准频率。对于大量的失血失液、液体复苏或循环突然变化等情况，需重新进行校准。

⑥ PiCCO 监测期间的日常维护

● 每日评估导管留置的必要性、敷料 / 固定装置的完整性及皮肤损伤的潜在风险。

● 选用氯己定乙醇溶液进行皮肤消毒。若对其不耐受，可选择聚维酮碘、70% 酒精或氯己定溶液。对于皮肤完整性受损的患者，先使用无菌生理盐水清洗，再使用维酮碘溶液消毒。

● 应使用无菌透明敷料覆盖穿刺点。如患者出汗较多、穿刺点渗血与渗液时，可用无菌纱布覆盖。对于高风险非隧道式置管患者，可使用氯己定敷料。

● 使用无菌透明敷料至少 1 次 / 周，无菌纱布敷料至少 1 次 /2d 进行更换。若穿刺部位发生渗液、渗血或敷料出现卷边、松动、污染及完整性受损时，应及时更换。

● 若无感染征象或导管功能障碍，导管不宜常规更换。压力传感器及系统内的其他组件在严格的无菌操作下每 96h 更换 1 次。

● 监测期间，及时识别导管相关血流感染。观察穿刺侧肢体的温度、颜色及远端动脉的搏动情况，及时识别栓塞风险。

● 建议使用闭环系统从导管内采血，采血前后严格进行无菌操作。在疑似血流感染的危重患者中，动脉导管抽取血培养可替代静脉穿刺采血。

● 应注意观察并记录四肢的皮温变化及足背动脉的搏动情况，并注意观察置管侧下肢有无肿胀。

⑦ PiCCO 的置管时间一般不超过 10d，出现寒战、高热等表现时立即拔除导管。撤除导管前停用肝素 2h 以上，拔管后在动脉穿刺点按压 15~30min，并加压包扎，对凝血功能差或穿刺点有渗血的患者可用 1.0~1.5kg 的盐袋压穿刺点 6~8h。

1.5 特殊事件的处理流程

1.5.1 患者有自杀倾向的处理流程

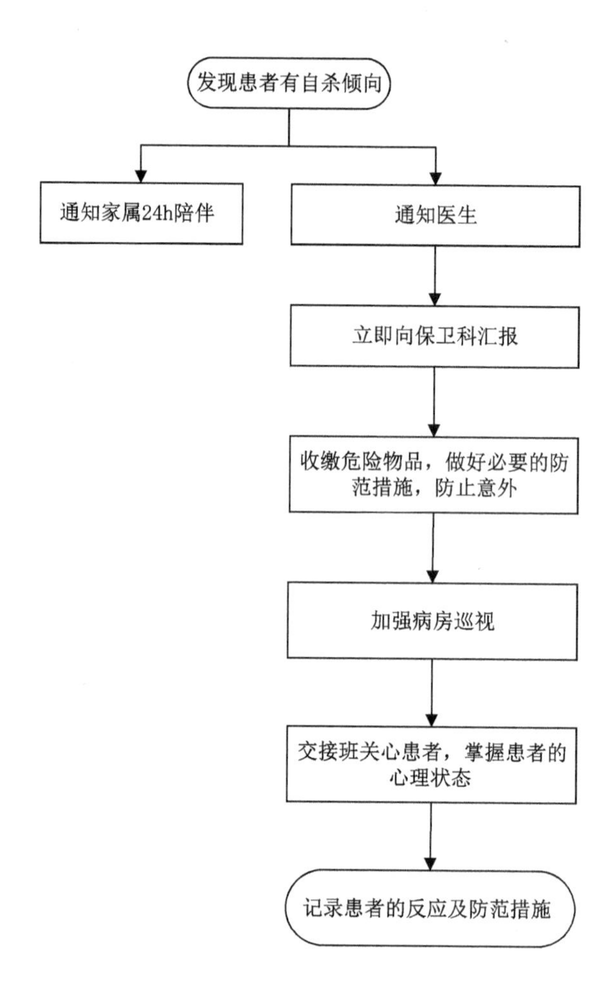

发现患者有自杀倾向
通知家属24h陪伴
通知医生
立即向保卫科汇报
收缴危险物品，做好必要的防范措施，防止意外
加强病房巡视
交接班关心患者，掌握患者的心理状态
记录患者的反应及防范措施

1.5.2 患者自杀处理的处理流程

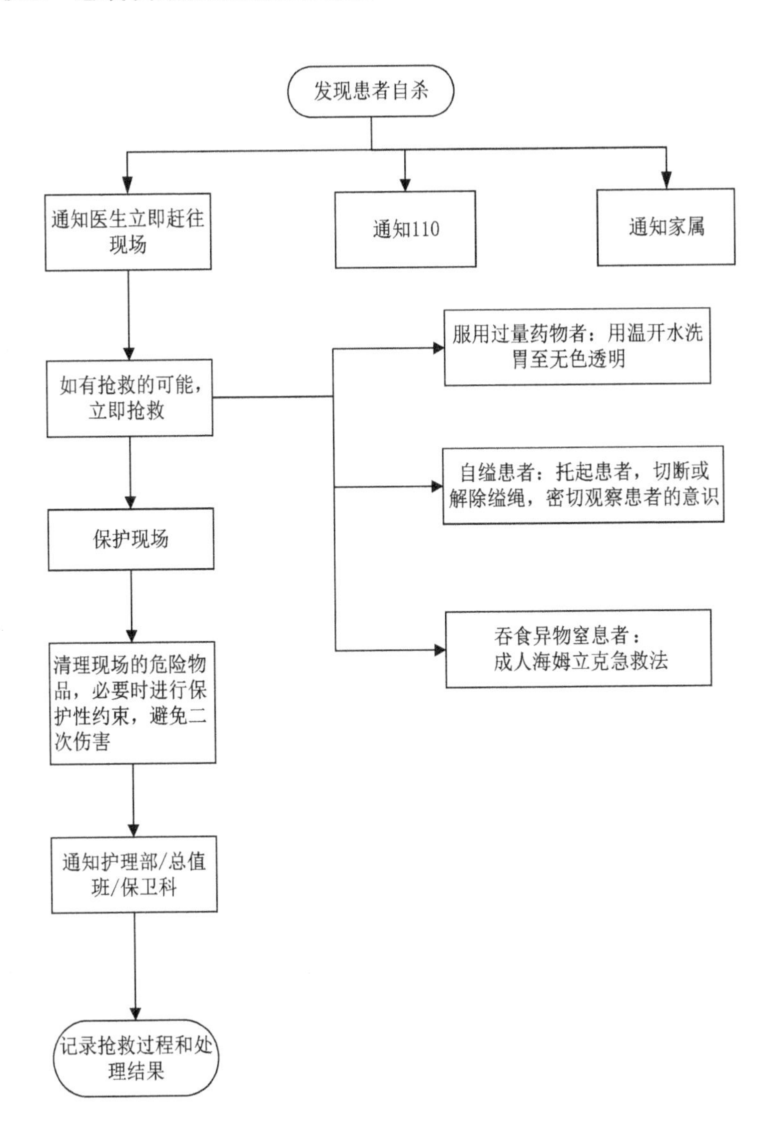
发现患者自杀
通知医生立即赶往现场
通知110
通知家属
如有抢救的可能，立即抢救
服用过量药物者：用温开水洗胃至无色透明
自缢患者：托起患者，切断或解除缢绳，密切观察患者的意识
吞食异物窒息者：成人海姆立克急救法
保护现场
清理现场的危险物品，必要时进行保护性约束，避免二次伤害
通知护理部/总值班/保卫科
记录抢救过程和处理结果

1.5.3 性侵的处理流程

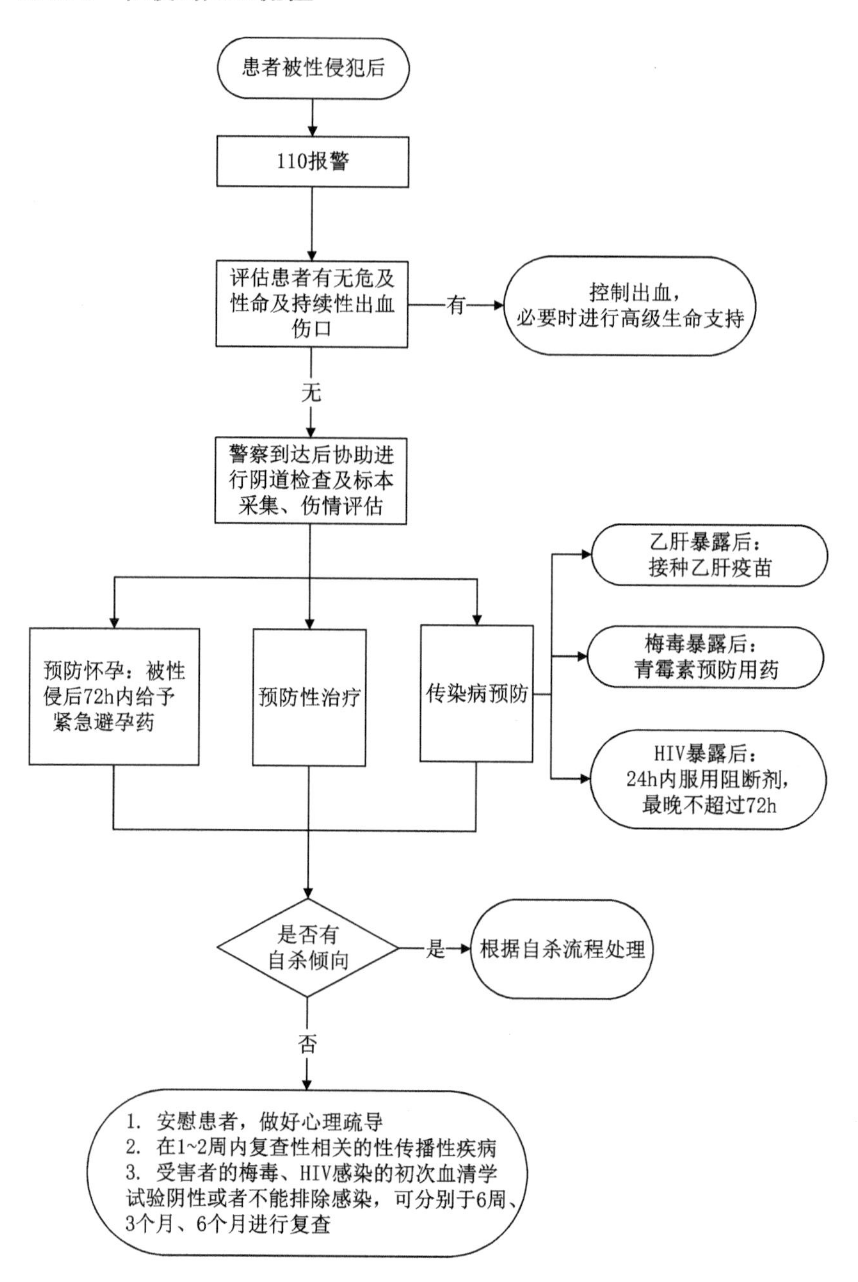

患者被性侵犯后
110报警
评估患者有无危及性命及持续性出血伤口
有
控制出血，必要时进行高级生命支持
无
警察到达后协助进行阴道检查及标本采集、伤情评估
预防怀孕：被性侵后72h内给予紧急避孕药
预防性治疗
传染病预防
乙肝暴露后：接种乙肝疫苗
梅毒暴露后：青霉素预防用药
HIV暴露后：24h内服用阻断剂，最晚不超过72h
是否有自杀倾向
是
根据自杀流程处理
否
1. 安慰患者，做好心理疏导
2. 在1~2周内复查性相关的性传播性疾病
3. 受害者的梅毒、HIV感染的初次血清学试验阴性或者不能排除感染，可分别于6周、3个月、6个月进行复查

第 2 章

急性中毒事件的处理流程

2.1　百草枯中毒的处理流程

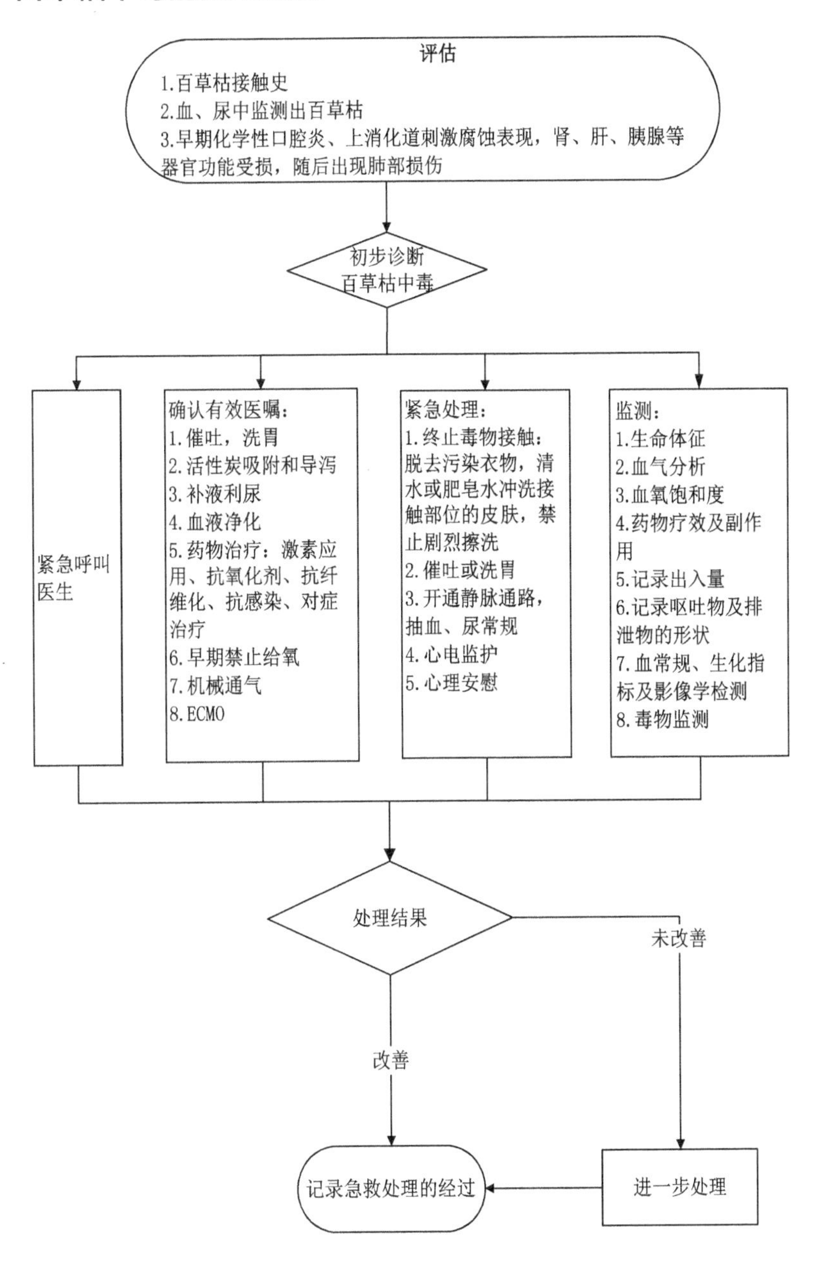
评估
1.百草枯接触史
2.血、尿中监测出百草枯
3.早期化学性口腔炎、上消化道刺激腐蚀表现，肾、肝、胰腺等器官功能受损，随后出现肺部损伤
初步诊断
百草枯中毒
紧急呼叫医生
确认有效医嘱：
1.催吐，洗胃
2.活性炭吸附和导泻
3.补液利尿
4.血液净化
5.药物治疗：激素应用、抗氧化剂、抗纤维化、抗感染、对症治疗
6.早期禁止给氧
7.机械通气
8.ECMO
紧急处理：
1.终止毒物接触：脱去污染衣物，清水或肥皂水冲洗接触部位的皮肤，禁止剧烈擦洗
2.催吐或洗胃
3.开通静脉通路，抽血、尿常规
4.心电监护
5.心理安慰
监测：
1.生命体征
2.血气分析
3.血氧饱和度
4.药物疗效及副作用
5.记录出入量
6.记录呕吐物及排泄物的形状
7.血常规、生化指标及影像学检测
8.毒物监测
处理结果
未改善
改善
记录急救处理的经过
进一步处理

2.2 有机磷中毒的急救流程

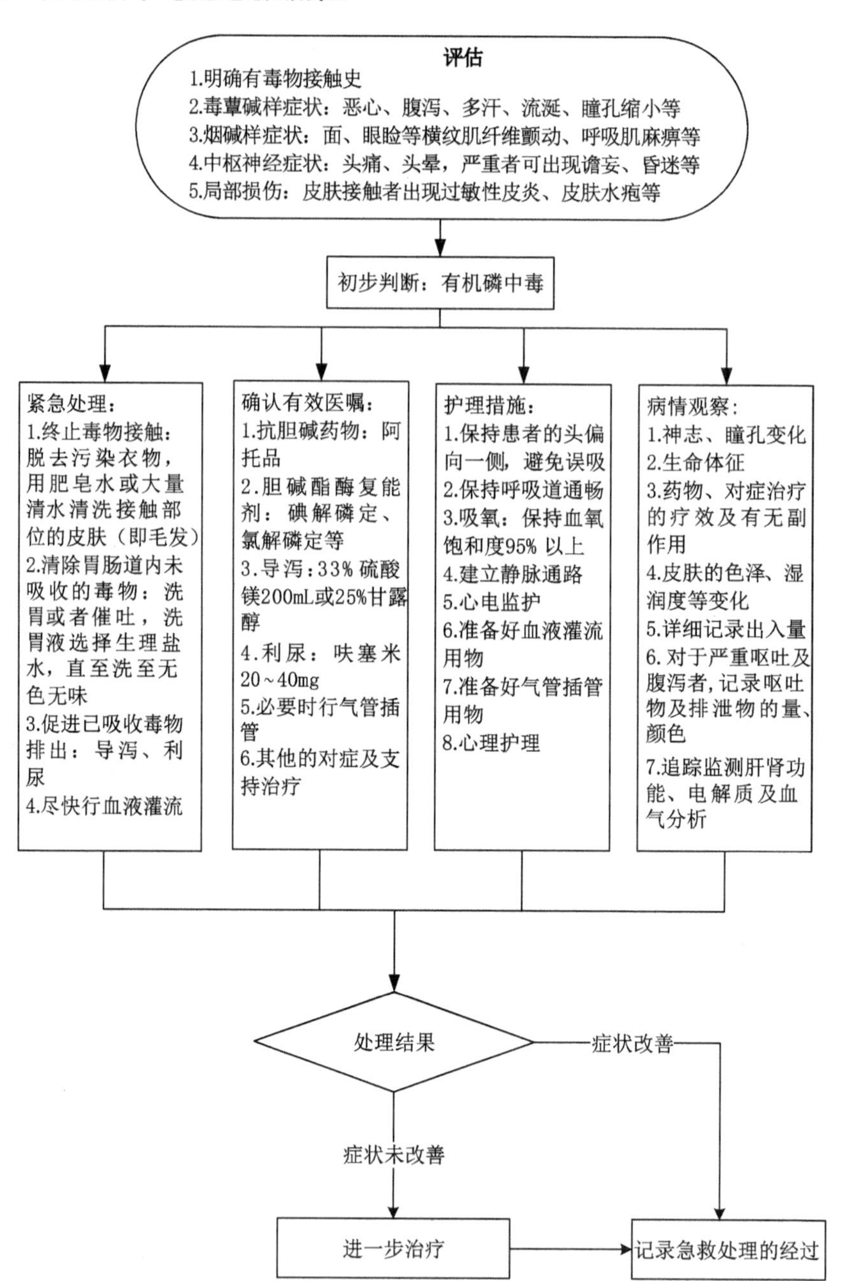
评估
1.明确有毒物接触史
2.毒蕈碱样症状：恶心、腹泻、多汗、流涎、瞳孔缩小等
3.烟碱样症状：面、眼睑等横纹肌纤维颤动、呼吸肌麻痹等
4.中枢神经症状：头痛、头晕，严重者可出现谵妄、昏迷等
5.局部损伤：皮肤接触者出现过敏性皮炎、皮肤水疱等
初步判断：有机磷中毒
紧急处理：
1.终止毒物接触：脱去污染衣物，用肥皂水或大量清水清洗接触部位的皮肤（即毛发）
2.清除胃肠道内未吸收的毒物：洗胃或者催吐，洗胃液选择生理盐水，直至洗至无色无味
3.促进已吸收毒物排出：导泻、利尿
4.尽快行血液灌流
确认有效医嘱：
1.抗胆碱药物：阿托品
2.胆碱酯酶复能剂：碘解磷定、氯解磷定等
3.导泻：33%硫酸镁200mL或25%甘露醇
4.利尿：呋塞米20~40mg
5.必要时行气管插管
6.其他的对症及支持治疗
护理措施：
1.保持患者的头偏向一侧，避免误吸
2.保持呼吸道通畅
3.吸氧：保持血氧饱和度95% 以上
4.建立静脉通路
5.心电监护
6.准备好血液灌流用物
7.准备好气管插管用物
8.心理护理
病情观察：
1.神志、瞳孔变化
2.生命体征
3.药物、对症治疗的疗效及有无副作用
4.皮肤的色泽、湿润度等变化
5.详细记录出入量
6.对于严重呕吐及腹泻者，记录呕吐物及排泄物的量、颜色
7.追踪监测肝肾功能、电解质及血气分析
处理结果
症状改善
症状未改善
进一步治疗
记录急救处理的经过

2.3　一氧化碳中毒的急救流程

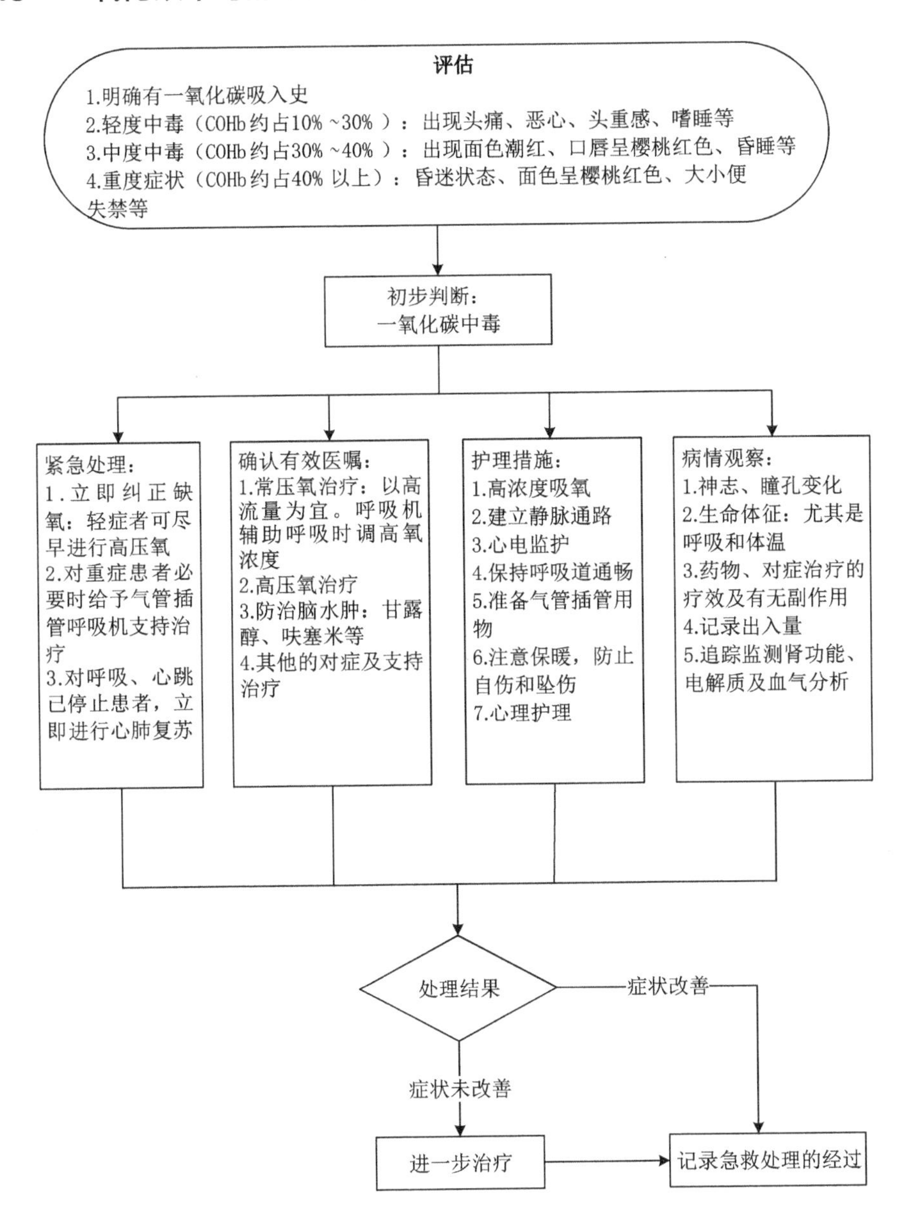
评估
1.明确有一氧化碳吸入史
2.轻度中毒（COHb约占10%～30%）：出现头痛、恶心、头重感、嗜睡等
3.中度中毒（COHb约占30%～40%）：出现面色潮红、口唇呈樱桃红色、昏睡等
4.重度症状（COHb约占40%以上）：昏迷状态、面色呈樱桃红色、大小便失禁等
初步判断：
一氧化碳中毒
紧急处理：
1.立即纠正缺氧：轻症者可尽早进行高压氧
2.对重症患者必要时给予气管插管呼吸机支持治疗
3.对呼吸、心跳已停止患者，立即进行心肺复苏
确认有效医嘱：
1.常压氧治疗：以高流量为宜。呼吸机辅助呼吸时调高氧浓度
2.高压氧治疗
3.防治脑水肿：甘露醇、呋塞米等
4.其他的对症及支持治疗
护理措施：
1.高浓度吸氧
2.建立静脉通路
3.心电监护
4.保持呼吸道通畅
5.准备气管插管用物
6.注意保暖，防止自伤和坠伤
7.心理护理
病情观察：
1.神志、瞳孔变化
2.生命体征：尤其是呼吸和体温
3.药物、对症治疗的疗效及有无副作用
4.记录出入量
5.追踪监测肾功能、电解质及血气分析
处理结果
症状改善
症状未改善
进一步治疗
记录急救处理的经过

2.4 毒蘑菇中毒的急救流程

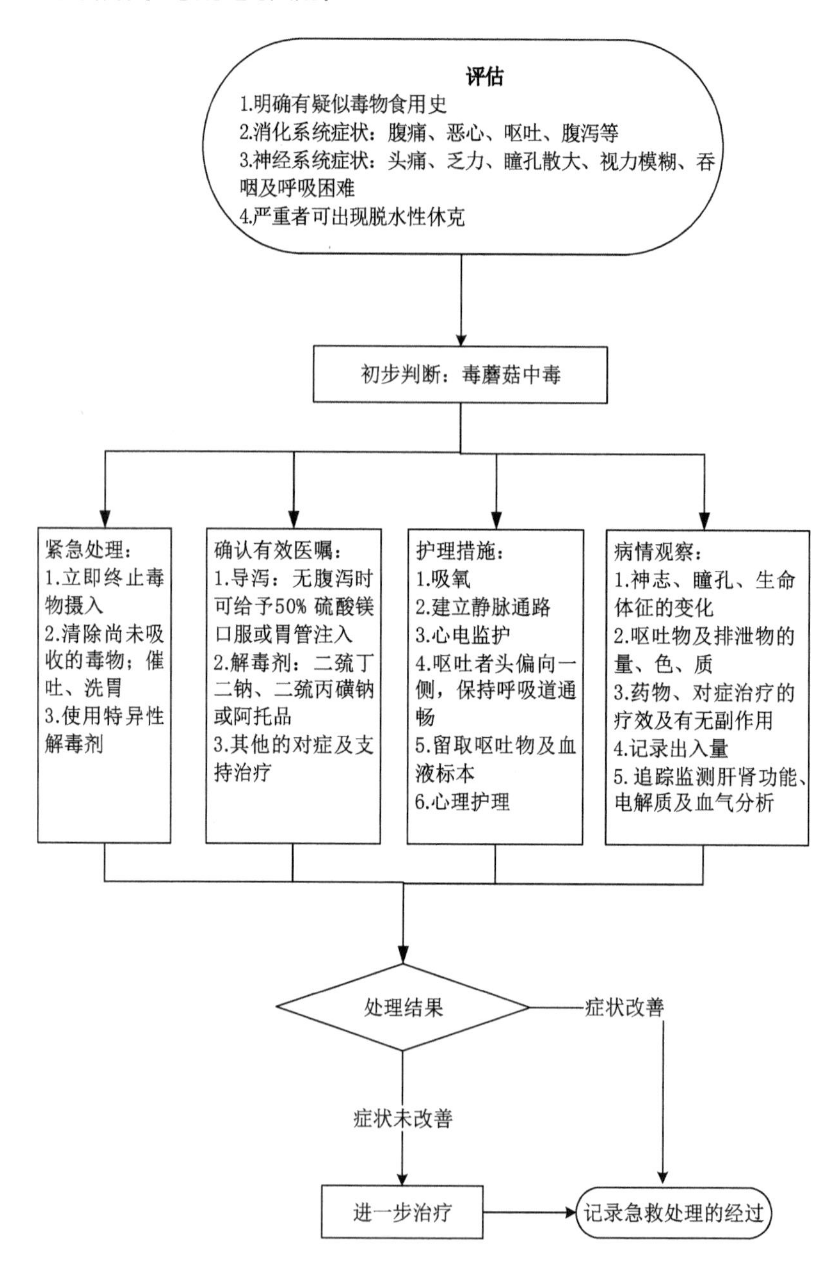
评估
1.明确有疑似毒物食用史
2.消化系统症状：腹痛、恶心、呕吐、腹泻等
3.神经系统症状：头痛、乏力、瞳孔散大、视力模糊、吞咽及呼吸困难
4.严重者可出现脱水性休克
初步判断：毒蘑菇中毒
紧急处理：
1.立即终止毒物摄入
2.清除尚未吸收的毒物；催吐、洗胃
3.使用特异性解毒剂
确认有效医嘱：
1.导泻：无腹泻时可给予50% 硫酸镁口服或胃管注入
2.解毒剂：二巯丁二钠、二巯丙磺钠或阿托品
3.其他的对症及支持治疗
护理措施：
1.吸氧
2.建立静脉通路
3.心电监护
4.呕吐者头偏向一侧，保持呼吸道通畅
5.留取呕吐物及血液标本
6.心理护理
病情观察：
1.神志、瞳孔、生命体征的变化
2.呕吐物及排泄物的量、色、质
3.药物、对症治疗的疗效及有无副作用
4.记录出入量
5.追踪监测肝肾功能、电解质及血气分析
处理结果
症状改善
症状未改善
进一步治疗
记录急救处理的经过

2.5　疑似食物中毒的处理流程

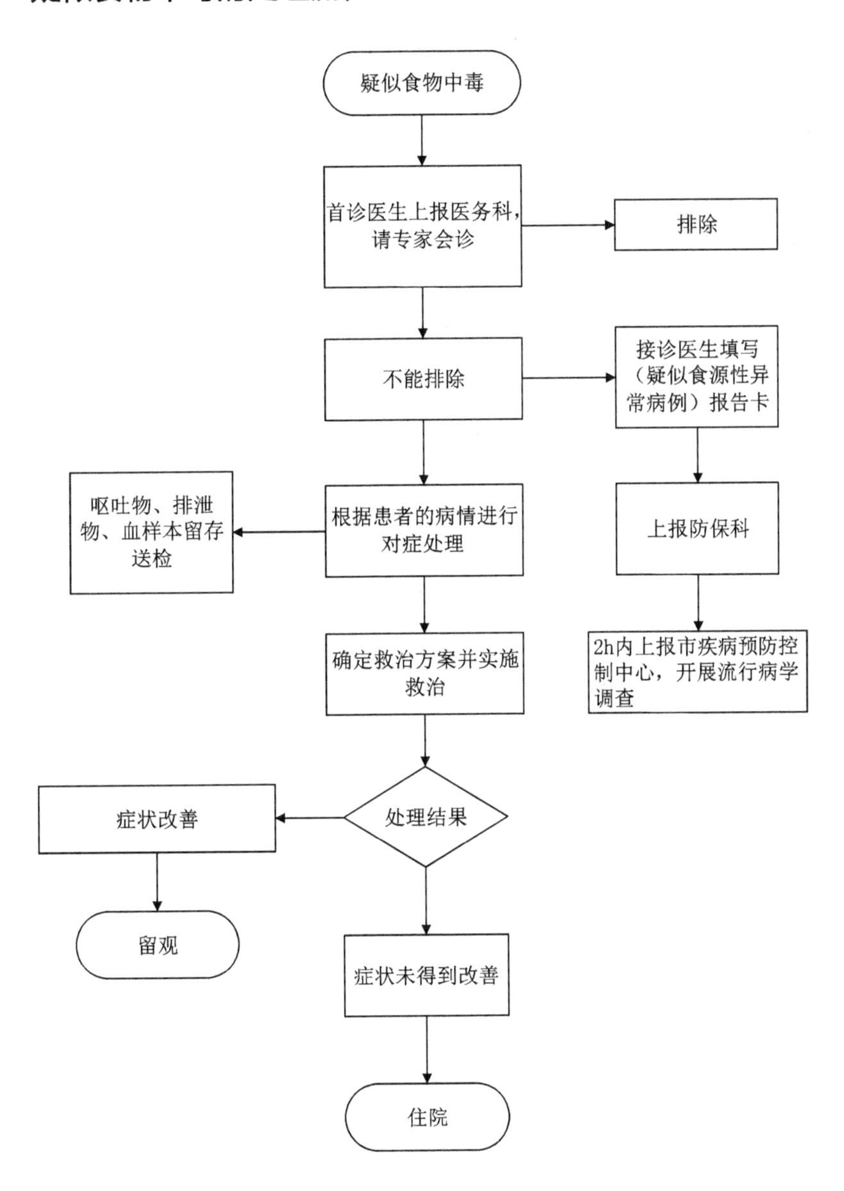
疑似食物中毒
首诊医生上报医务科，请专家会诊
排除
不能排除
接诊医生填写（疑似食源性异常病例）报告卡
上报防保科
2h内上报市疾病预防控制中心，开展流行病学调查
根据患者的病情进行对症处理
呕吐物、排泄物、血样本留存送检
确定救治方案并实施救治
处理结果
症状改善
留观
症状未得到改善
住院

2.6 酒精中毒的急救流程

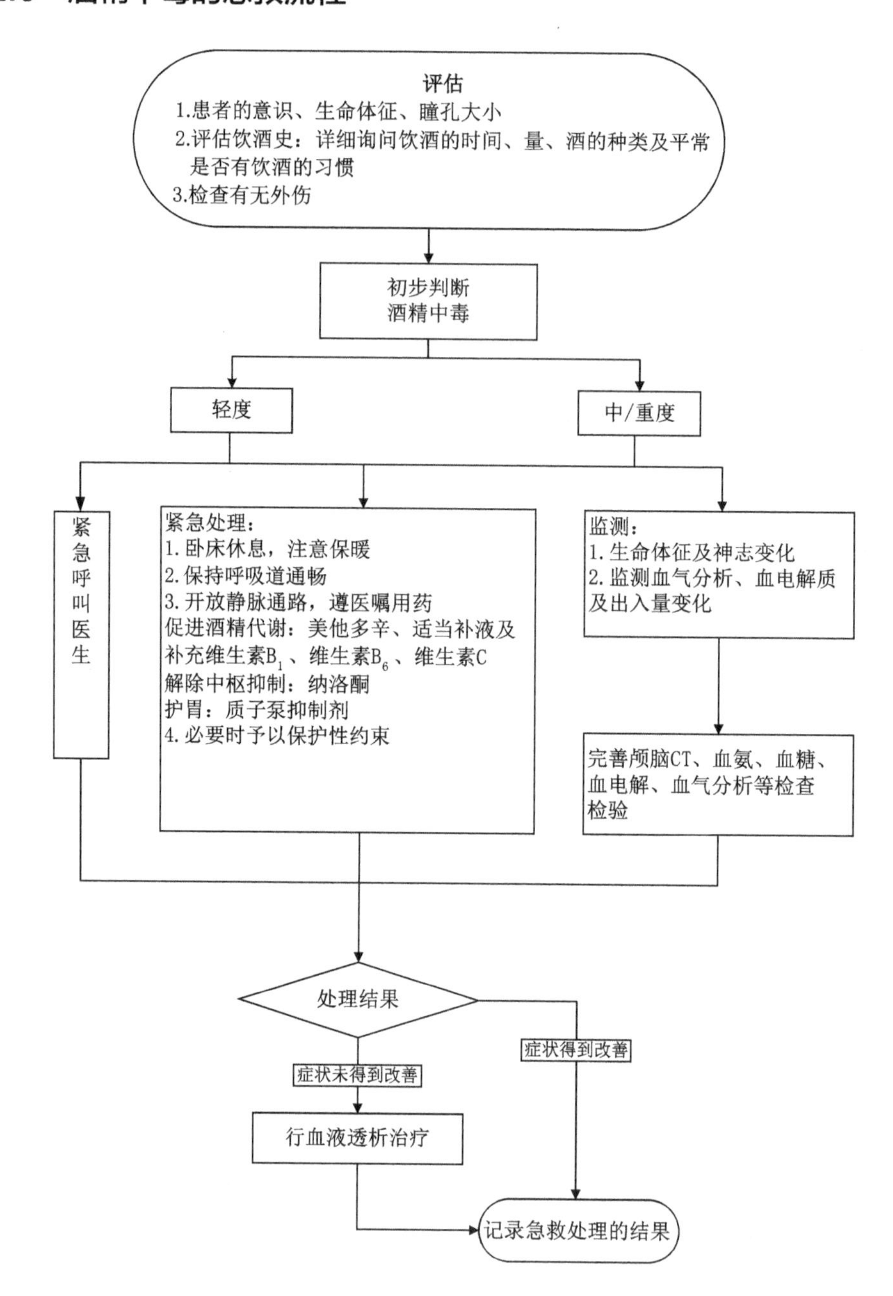
评估
1.患者的意识、生命体征、瞳孔大小
2.评估饮酒史：详细询问饮酒的时间、量、酒的种类及平常是否有饮酒的习惯
3.检查有无外伤
初步判断
酒精中毒
轻度
中/重度
紧急呼叫医生
紧急处理：
1. 卧床休息，注意保暖
2. 保持呼吸道通畅
3. 开放静脉通路，遵医嘱用药
促进酒精代谢：美他多辛、适当补液及补充维生素B_1、维生素B_6、维生素C
解除中枢抑制：纳洛酮
护胃：质子泵抑制剂
4. 必要时予以保护性约束
监测：
1. 生命体征及神志变化
2. 监测血气分析、血电解质及出入量变化
完善颅脑CT、血氨、血糖、血电解、血气分析等检查检验
处理结果
症状未得到改善
症状得到改善
行血液透析治疗
记录急救处理的结果

2.7　虫螨腈中毒的处理流程

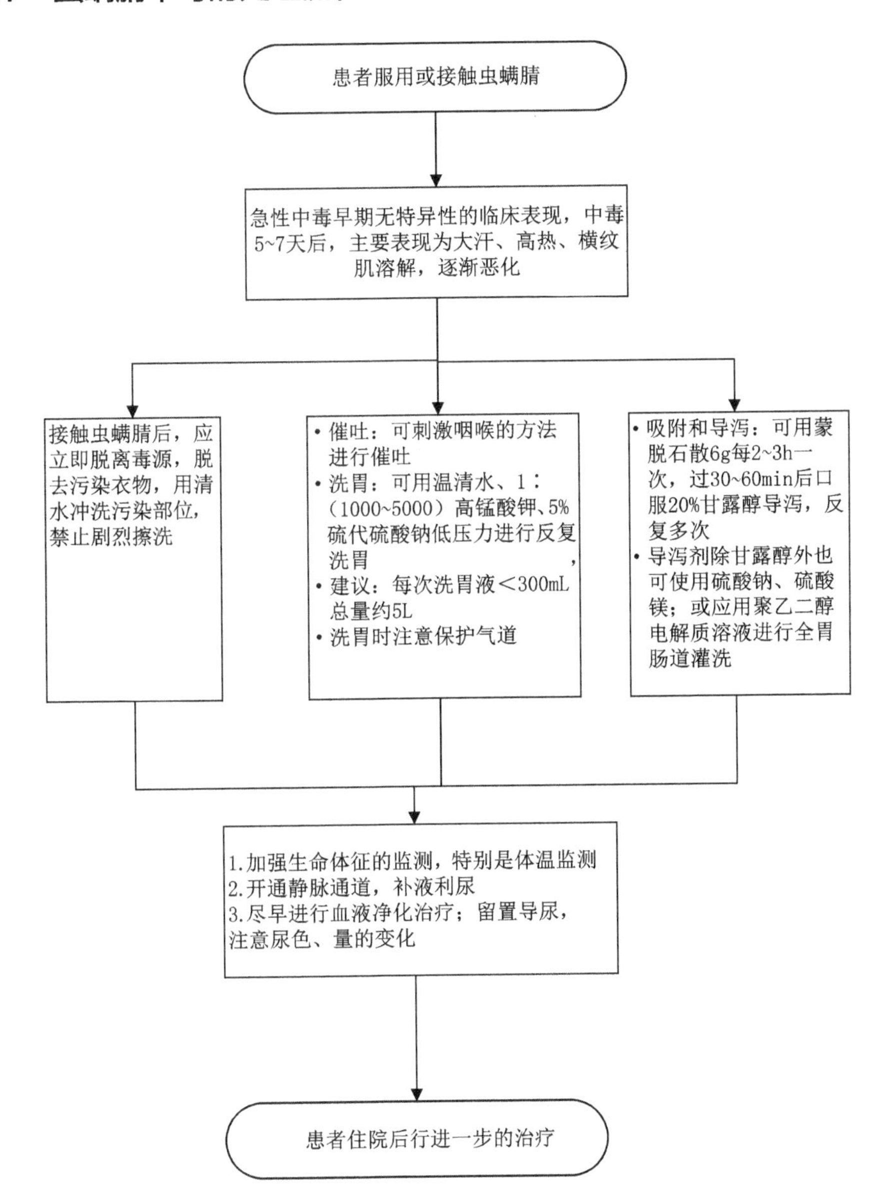
患者服用或接触虫螨腈
急性中毒早期无特异性的临床表现，中毒5~7天后，主要表现为大汗、高热、横纹肌溶解，逐渐恶化
接触虫螨腈后，应立即脱离毒源，脱去污染衣物，用清水冲洗污染部位，禁止剧烈擦洗
• 催吐：可刺激咽喉的方法进行催吐
• 洗胃：可用温清水、1∶（1000~5000）高锰酸钾、5%硫代硫酸钠低压力进行反复洗胃
• 建议：每次洗胃液＜300mL总量约5L
• 洗胃时注意保护气道
• 吸附和导泻：可用蒙脱石散6g每2~3h一次，过30~60min后口服20%甘露醇导泻，反复多次
• 导泻剂除甘露醇外也可使用硫酸钠、硫酸镁；或应用聚乙二醇电解质溶液进行全胃肠道灌洗
1.加强生命体征的监测，特别是体温监测
2.开通静脉通道，补液利尿
3.尽早进行血液净化治疗；留置导尿，注意尿色、量的变化
患者住院后行进一步的治疗

2.8 药物中毒的处理流程

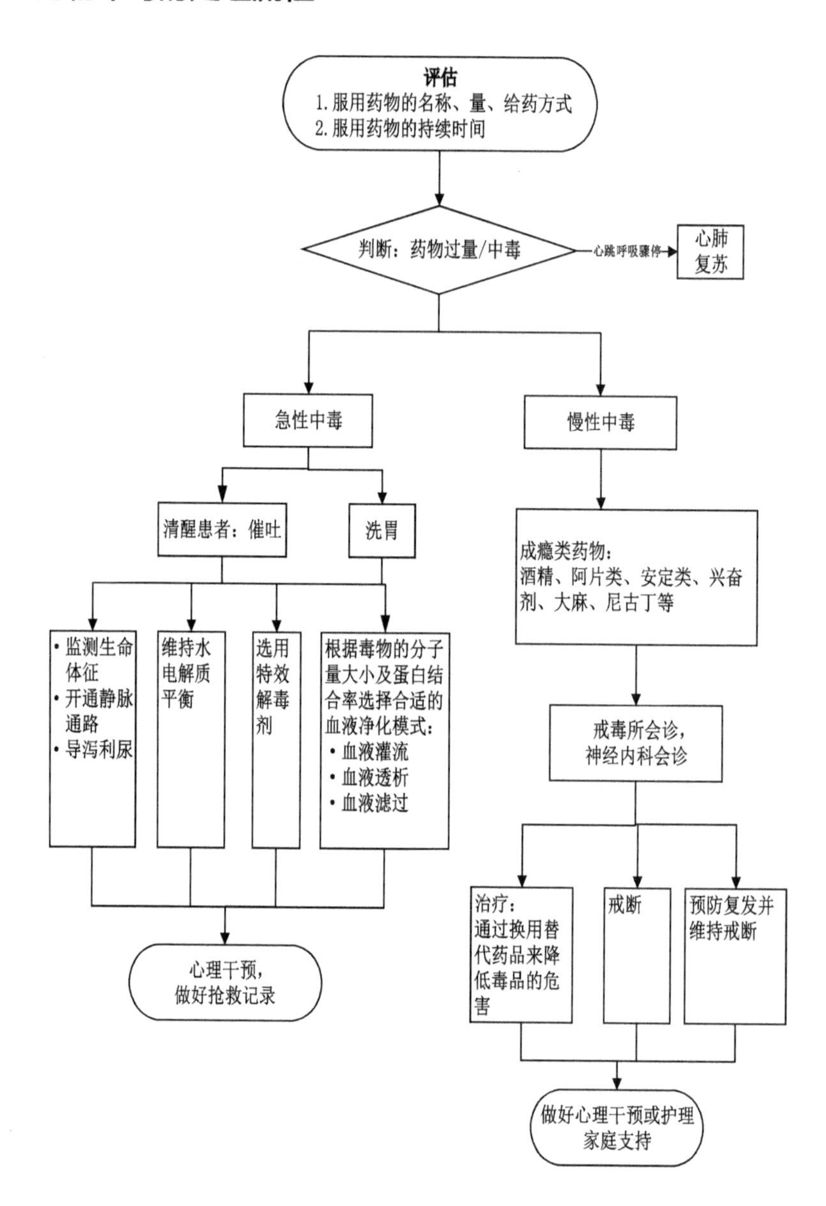
评估
1. 服用药物的名称、量、给药方式
2. 服用药物的持续时间
判断：药物过量/中毒
心跳呼吸骤停
心肺复苏
急性中毒
慢性中毒
清醒患者：催吐
洗胃
• 监测生命体征
• 开通静脉通路
• 导泻利尿
维持水电解质平衡
选用特效解毒剂
根据毒物的分子量大小及蛋白结合率选择合适的血液净化模式：
• 血液灌流
• 血液透析
• 血液滤过
心理干预，做好抢救记录
成瘾类药物：
酒精、阿片类、安定类、兴奋剂、大麻、尼古丁等
戒毒所会诊，神经内科会诊
治疗：通过换用替代药品来降低毒品的危害
戒断
预防复发并维持戒断
做好心理干预或护理家庭支持

第3章

院内突发事件的处理流程

3.1　大批伤患的处理流程

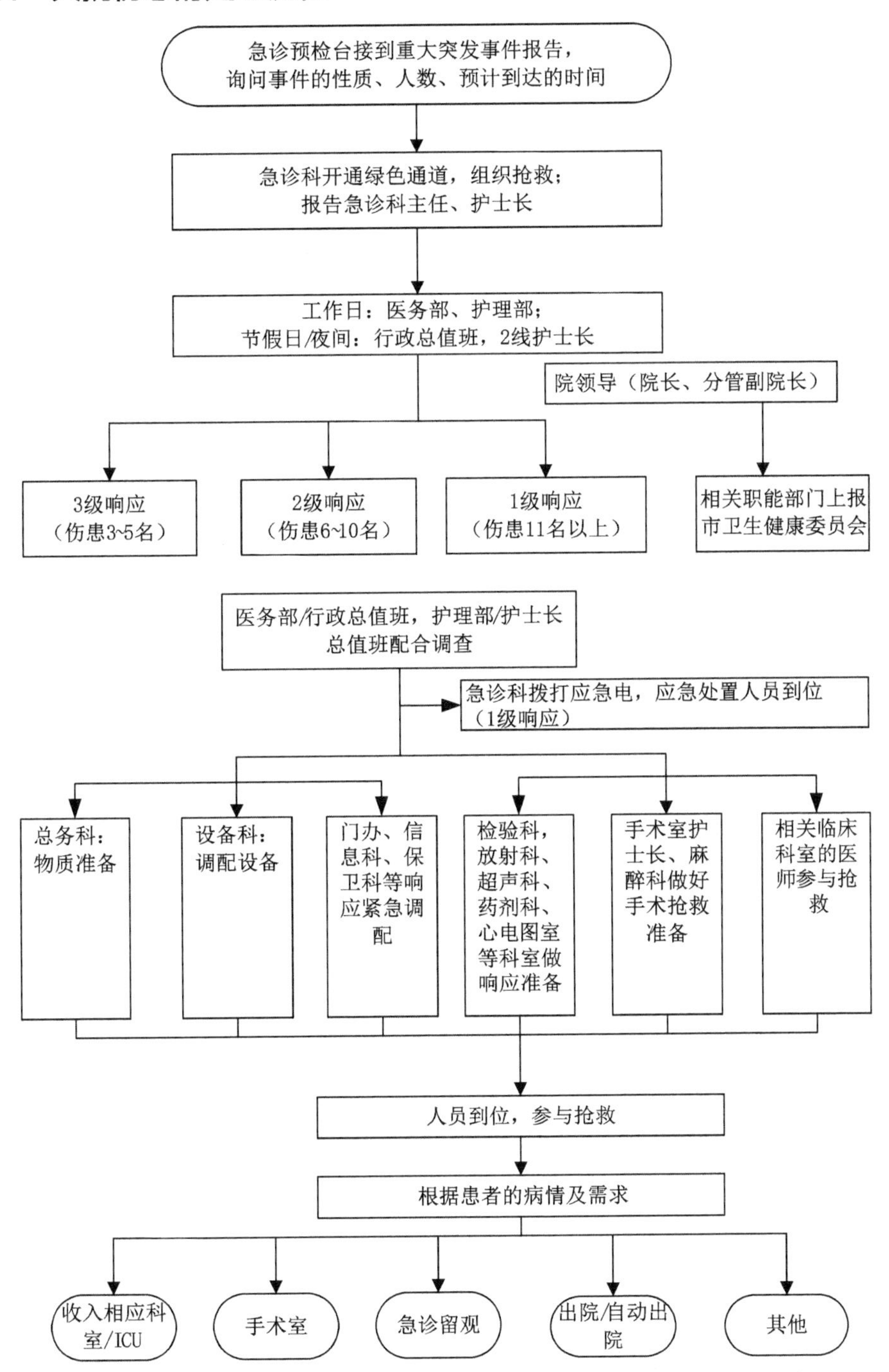
急诊预检台接到重大突发事件报告，
询问事件的性质、人数、预计到达的时间
急诊科开通绿色通道，组织抢救；
报告急诊科主任、护士长
工作日：医务部、护理部；
节假日/夜间：行政总值班，2线护士长
院领导（院长、分管副院长）
3级响应
（伤患3~5名）
2级响应
（伤患6~10名）
1级响应
（伤患11名以上）
相关职能部门上报市卫生健康委员会
医务部/行政总值班，护理部/护士长总值班配合调查
急诊科拨打应急电，应急处置人员到位（1级响应）
总务科：物质准备
设备科：调配设备
门办、信息科、保卫科等响应紧急调配
检验科，放射科、超声科、药剂科、心电图室等科室做响应准备
手术室护士长、麻醉科做好手术抢救准备
相关临床科室的医师参与抢救
人员到位，参与抢救
根据患者的病情及需求
收入相应科室/ICU
手术室
急诊留观
出院/自动出院
其他

3.2 院内感染暴发的处理流程

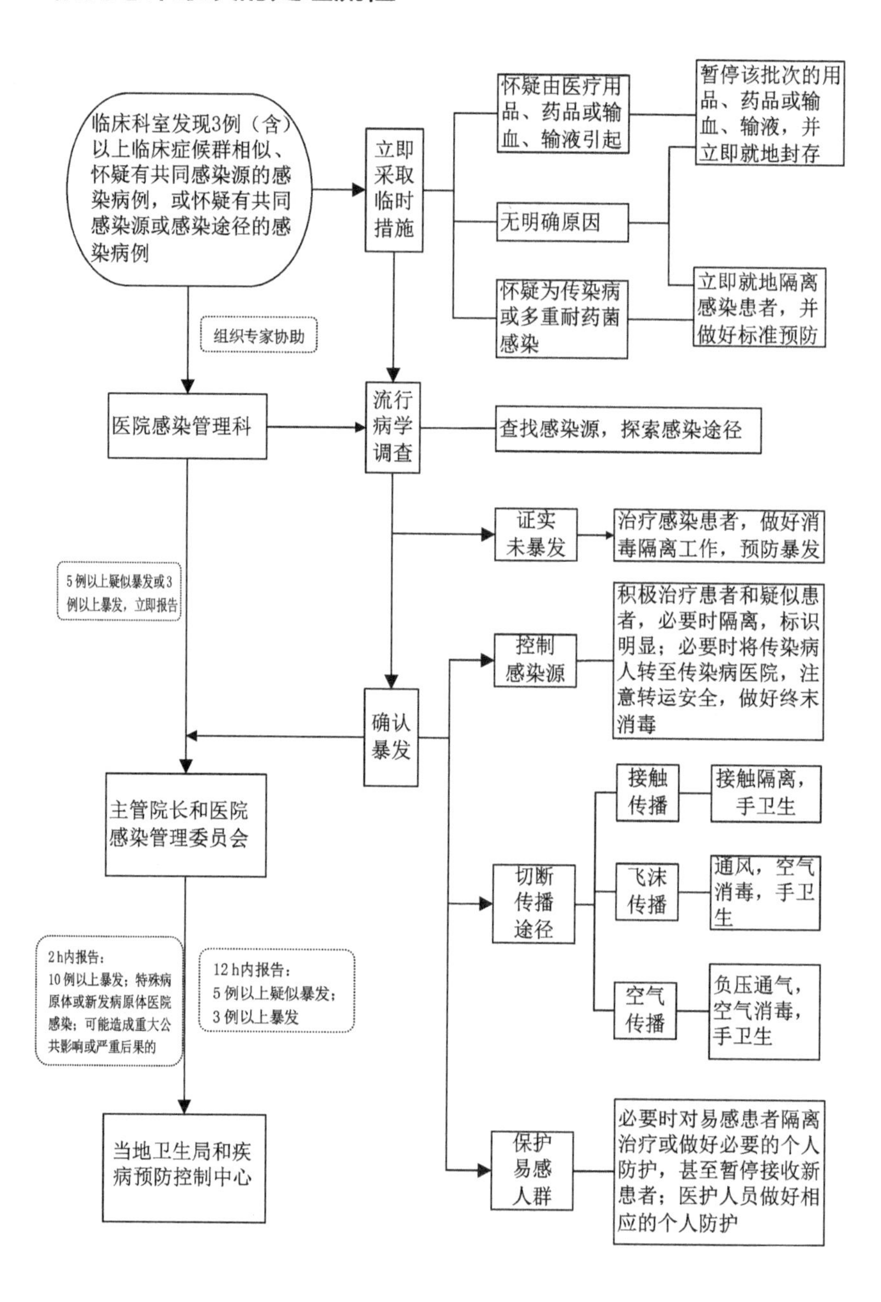

临床科室发现3例（含）以上临床症候群相似、怀疑有共同感染源的感染病例，或怀疑有共同感染源或感染途径的感染病例
立即采取临时措施
怀疑由医疗用品、药品或输血、输液引起
暂停该批次的用品、药品或输血、输液，并立即就地封存
无明确原因
怀疑为传染病或多重耐药菌感染
立即就地隔离感染患者，并做好标准预防
组织专家协助
医院感染管理科
流行病学调查
查找感染源，探索感染途径
证实未暴发
治疗感染患者，做好消毒隔离工作，预防暴发
5例以上疑似暴发或3例以上暴发，立即报告
控制感染源
积极治疗患者和疑似患者，必要时隔离，标识明显；必要时将传染病人转至传染病医院，注意转运安全，做好终末消毒
确认暴发
主管院长和医院感染管理委员会
接触传播
接触隔离，手卫生
切断传播途径
飞沫传播
通风，空气消毒，手卫生
2 h内报告：
10例以上暴发；特殊病原体或新发病原体医院感染；可能造成重大公共影响或严重后果的
12 h内报告：
5例以上疑似暴发；
3例以上暴发
空气传播
负压通气，空气消毒，手卫生
当地卫生局和疾病预防控制中心
保护易感人群
必要时对易感患者隔离治疗或做好必要的个人防护，甚至暂停接收新患者；医护人员做好相应的个人防护

3.3 停电的紧急处理流程

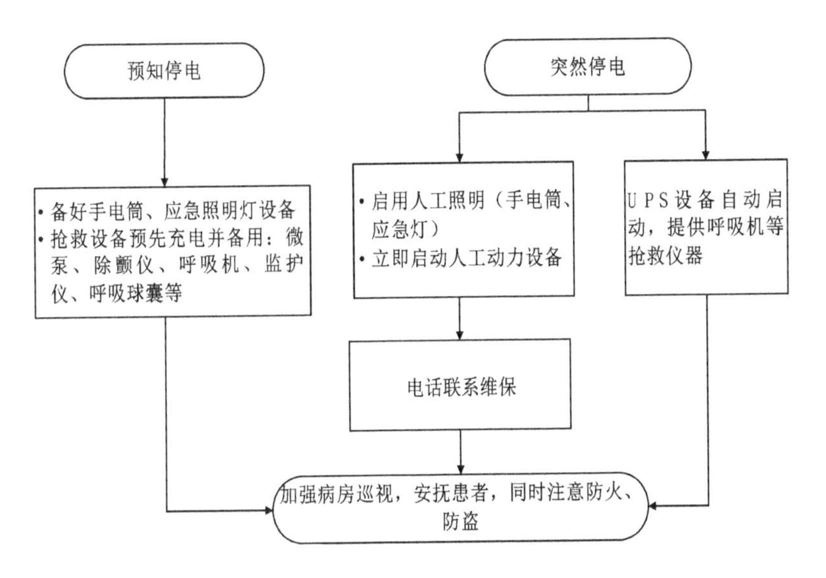
预知停电
突然停电
• 备好手电筒、应急照明灯设备
• 抢救设备预先充电并备用：微泵、除颤仪、呼吸机、监护仪、呼吸球囊等
• 启用人工照明（手电筒、应急灯）
• 立即启动人工动力设备
UPS设备自动启动，提供呼吸机等抢救仪器
电话联系维保
加强病房巡视，安抚患者，同时注意防火、防盗

3.4 停水的紧急处理流程

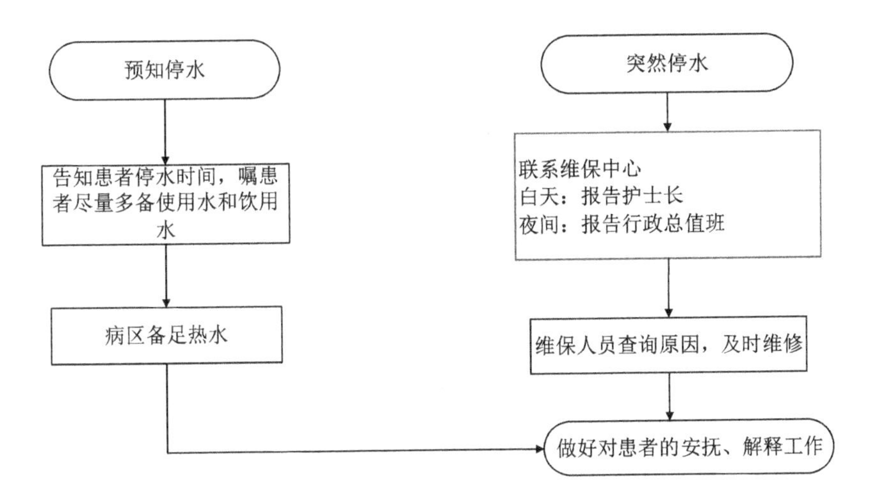
预知停水
突然停水
告知患者停水时间，嘱患者尽量多备使用水和饮用水
联系维保中心
白天：报告护士长
夜间：报告行政总值班
病区备足热水
维保人员查询原因，及时维修
做好对患者的安抚、解释工作

3.5 停气的紧急处理流程

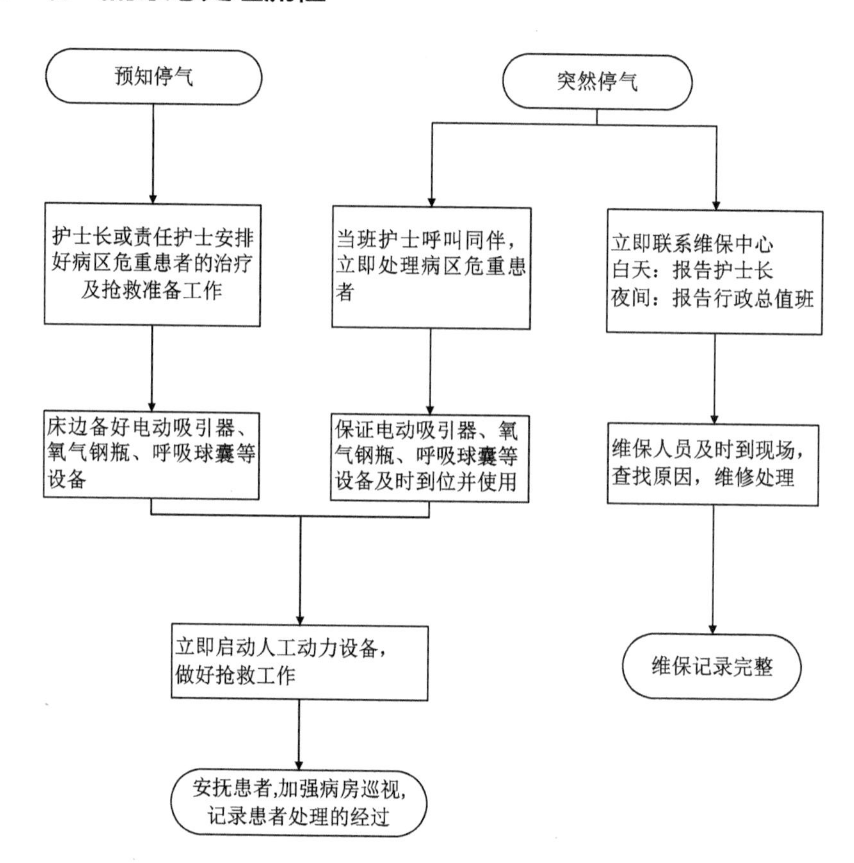
预知停气
突然停气
护士长或责任护士安排好病区危重患者的治疗及抢救准备工作
当班护士呼叫同伴，立即处理病区危重患者
立即联系维保中心
白天：报告护士长
夜间：报告行政总值班
床边备好电动吸引器、氧气钢瓶、呼吸球囊等设备
保证电动吸引器、氧气钢瓶、呼吸球囊等设备及时到位并使用
维保人员及时到现场，查找原因，维修处理
立即启动人工动力设备，做好抢救工作
维保记录完整
安抚患者,加强病房巡视，记录患者处理的经过

3.6 火灾的应急处理流程

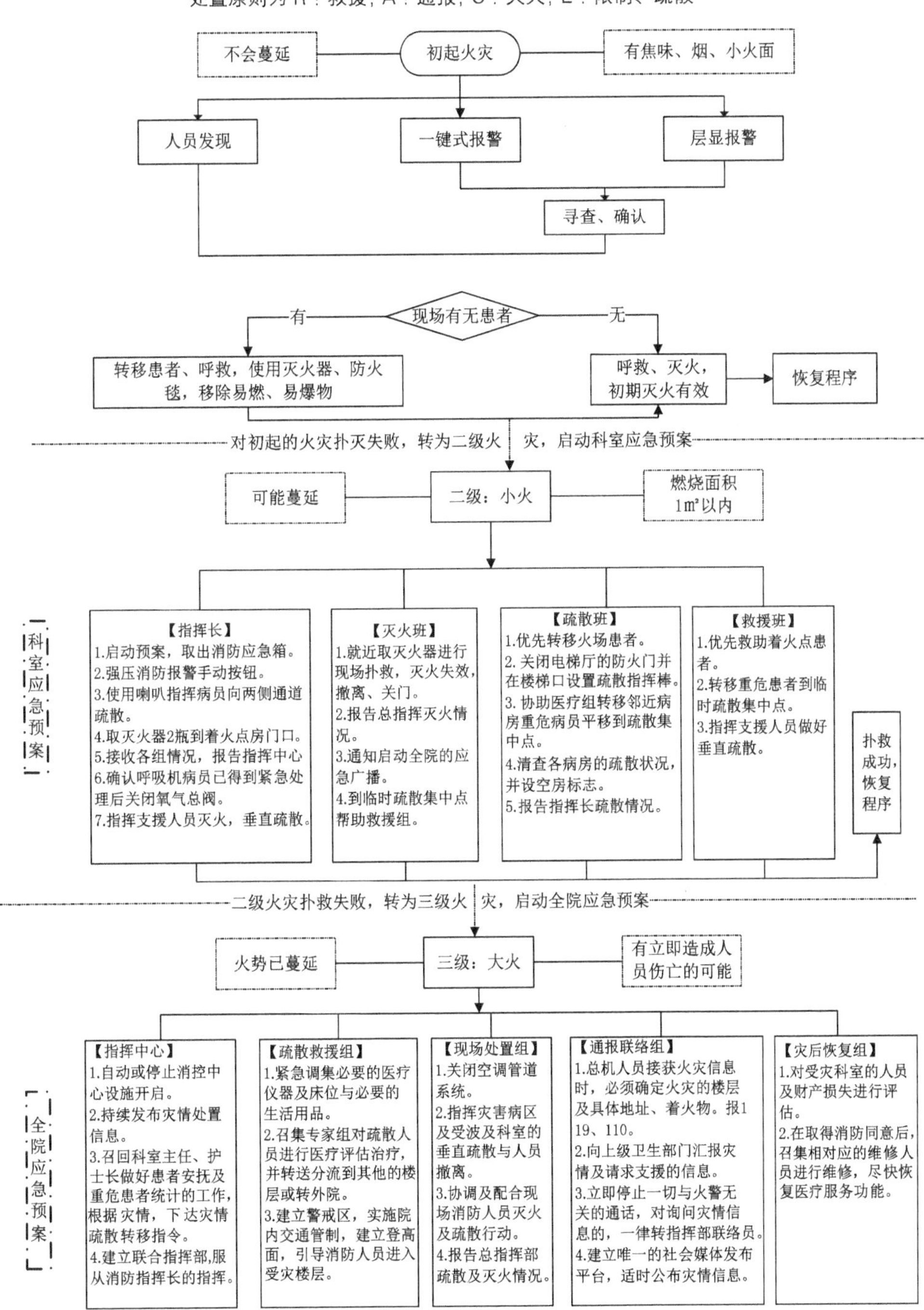

火灾应急流程图
处置原则为 R：救援；A：通报；C：灭火；E：限制、疏散
不会蔓延
初起火灾
有焦味、烟、小火面
人员发现
一键式报警
层显报警
寻查、确认
现场有无患者
有
无
转移患者、呼救，使用灭火器、防火毯，移除易燃、易爆物
呼救、灭火，初期灭火有效
恢复程序
对初起的火灾扑灭失败，转为二级火灾，启动科室应急预案
可能蔓延
二级：小火
燃烧面积1㎡以内
科室应急预案
【指挥长】
1.启动预案，取出消防应急箱。
2.强压消防报警手动按钮。
3.使用喇叭指挥病员向两侧通道疏散。
4.取灭火器2瓶到着火点房门口。
5.接收各组情况，报告指挥中心
6.确认呼吸机病员已得到紧急处理后关闭氧气总阀。
7.指挥支援人员灭火，垂直疏散。
【灭火班】
1.就近取灭火器进行现场扑救，灭火失效，撤离、关门。
2.报告总指挥灭火情况。
3.通知启动全院的应急广播。
4.到临时疏散集中点帮助救援组。
【疏散班】
1.优先转移火场患者。
2.关闭电梯厅的防火门并在楼梯口设置疏散指挥棒。
3.协助医疗组转移邻近病房重危病员平移到疏散集中点。
4.清查各病房的疏散状况，并设空房标志。
5.报告指挥长疏散情况。
【救援班】
1.优先救助着火点患者。
2.转移重危患者到临时疏散集中点。
3.指挥支援人员做好垂直疏散。
扑救成功，恢复程序
二级火灾扑救失败，转为三级火灾，启动全院应急预案
火势已蔓延
三级：大火
有立即造成人员伤亡的可能
全院应急预案
【指挥中心】
1.自动或停止消控中心设施开启。
2.持续发布灾情处置信息。
3.召回科室主任、护士长做好患者安抚及重危患者统计的工作，根据灾情，下达灾情疏散转移指令。
4.建立联合指挥部,服从消防指挥长的指挥。
【疏散救援组】
1.紧急调集必要的医疗仪器及床位与必要的生活用品。
2.召集专家组对疏散人员进行医疗评估治疗，并转送分流到其他的楼层或转外院。
3.建立警戒区，实施院内交通管制，建立登高面，引导消防人员进入受灾楼层。
【现场处置组】
1.关闭空调管道系统。
2.指挥灾害病区及受波及科室的垂直疏散与人员撤离。
3.协调及配合现场消防人员灭火及疏散行动。
4.报告总指挥部疏散及灭火情况。
【通报联络组】
1.总机人员接获火灾信息时，必须确定火灾的楼层及具体地址、着火物。报119、110。
2.向上级卫生部门汇报灾情及请求支援的信息。
3.立即停止一切与火警无关的通话，对询问灾情信息的，一律转指挥部联络员。
4.建立唯一的社会媒体发布平台，适时公布灾情信息。
【灾后恢复组】
1.对受灾科室的人员及财产损失进行评估。
2.在取得消防同意后，召集相对应的维修人员进行维修，尽快恢复医疗服务功能。

3.7 病房失窃的处理流程

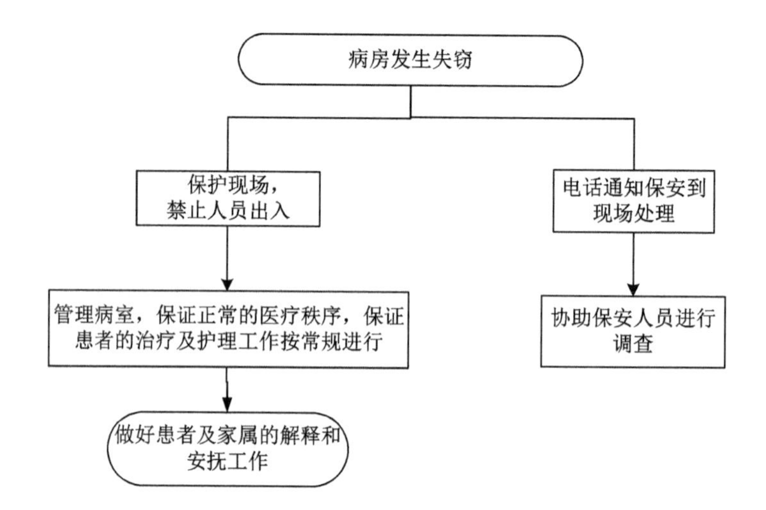
病房发生失窃
保护现场，
禁止人员出入
电话通知保安到
现场处理
管理病室，保证正常的医疗秩序，保证
患者的治疗及护理工作按常规进行
协助保安人员进行
调查
做好患者及家属的解释和
安抚工作

3.8　职业暴露的处理流程

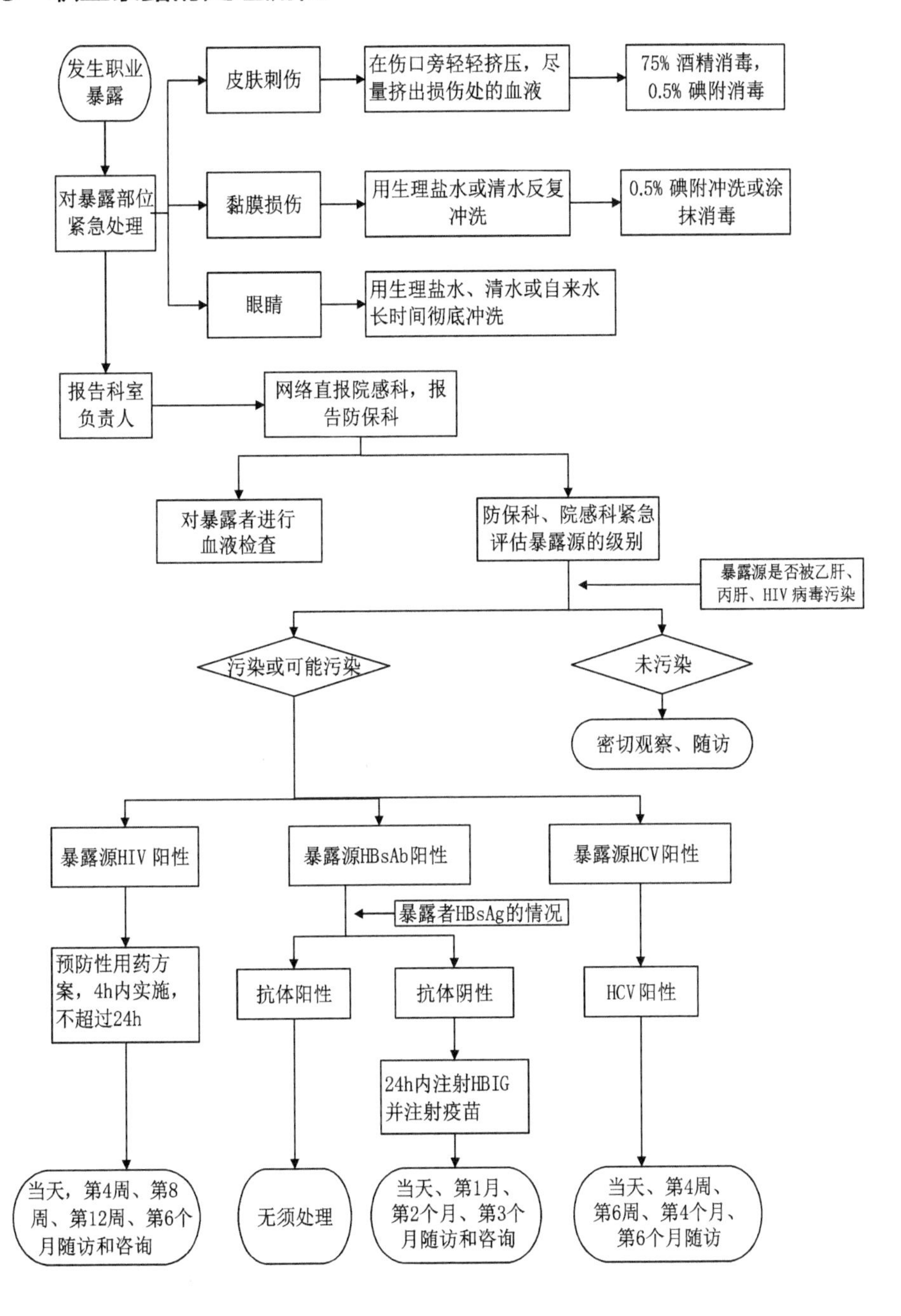
发生职业暴露
皮肤刺伤
在伤口旁轻轻挤压，尽量挤出损伤处的血液
75% 酒精消毒，0.5% 碘附消毒
对暴露部位紧急处理
黏膜损伤
用生理盐水或清水反复冲洗
0.5% 碘附冲洗或涂抹消毒
眼睛
用生理盐水、清水或自来水长时间彻底冲洗
报告科室负责人
网络直报院感科，报告防保科
对暴露者进行血液检查
防保科、院感科紧急评估暴露源的级别
暴露源是否被乙肝、丙肝、HIV 病毒污染
污染或可能污染
未污染
密切观察、随访
暴露源HIV 阳性
暴露源HBsAb阳性
暴露源HCV阳性
暴露者HBsAg的情况
预防性用药方案，4h内实施，不超过24h
抗体阳性
抗体阴性
HCV 阳性
24h内注射HBIG并注射疫苗
当天，第4周、第8周、第12周、第6个月随访和咨询
无须处理
当天、第1月、第2个月、第3个月随访和咨询
当天、第4周、第6周、第4个月、第6个月随访

3.9 紧急封存患者病历的处理流程

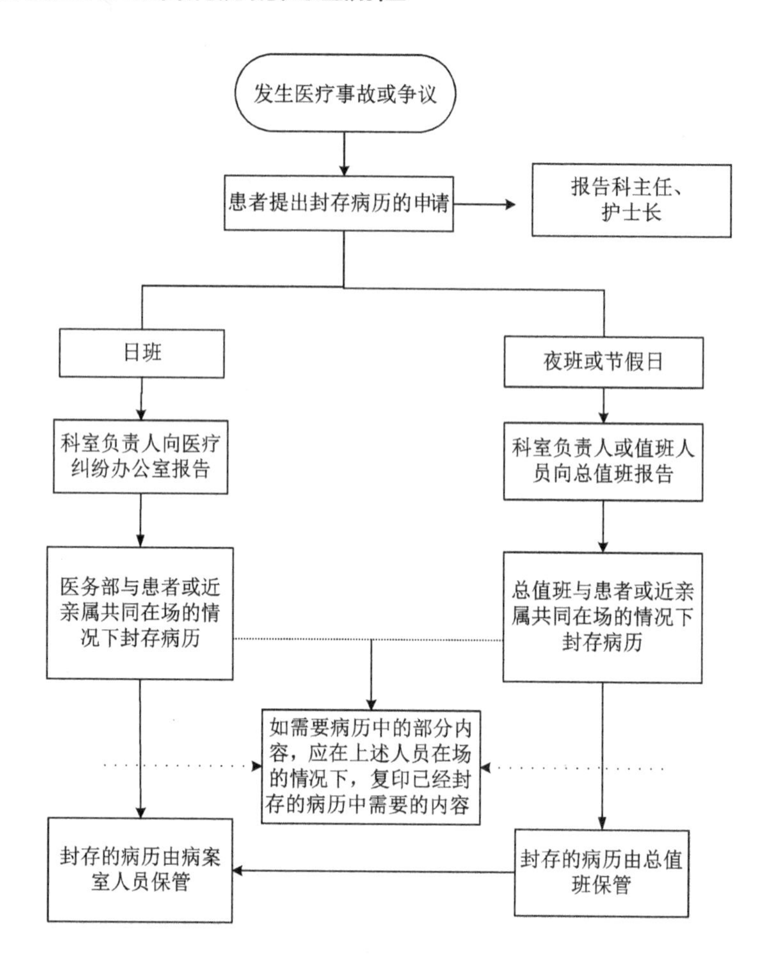

发生医疗事故或争议
患者提出封存病历的申请
报告科主任、护士长
日班
夜班或节假日
科室负责人向医疗纠纷办公室报告
科室负责人或值班人员向总值班报告
医务部与患者或近亲属共同在场的情况下封存病历
总值班与患者或近亲属共同在场的情况下封存病历
如需要病历中的部分内容，应在上述人员在场的情况下，复印已经封存的病历中需要的内容
封存的病历由病案室人员保管
封存的病历由总值班保管

3.10　危险性化学品泼洒的处理流程

（1）含氯制剂泼洒的处置流程

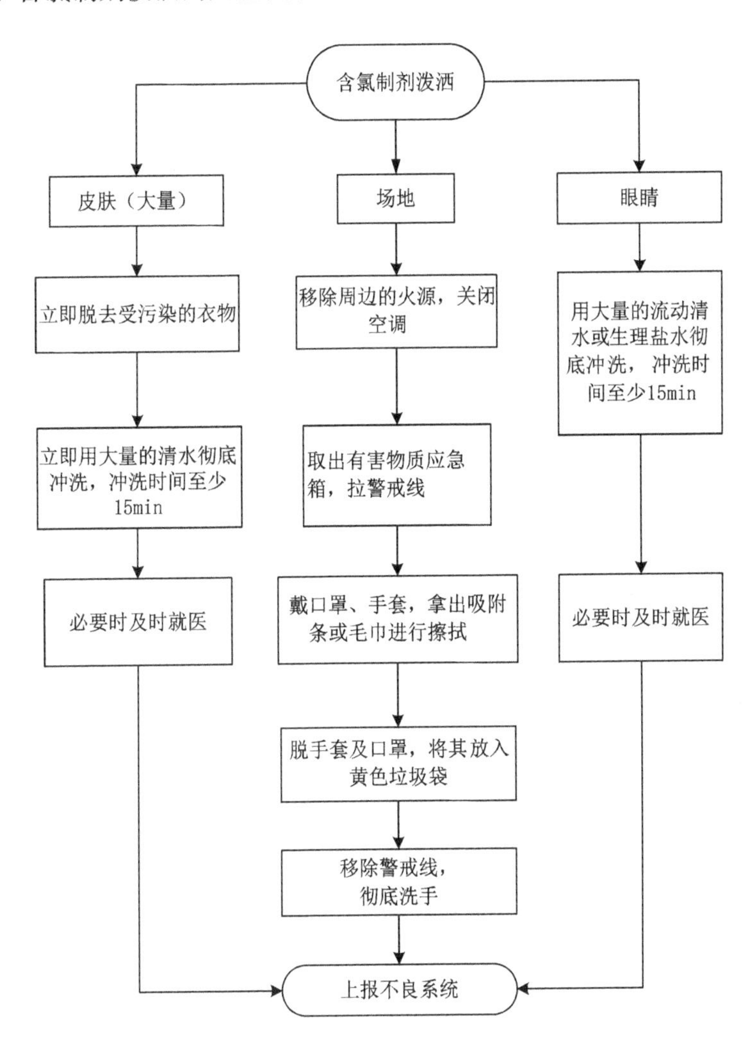
含氯制剂泼洒
皮肤（大量）
场地
眼睛
立即脱去受污染的衣物
移除周边的火源，关闭空调
用大量的流动清水或生理盐水彻底冲洗，冲洗时间至少15min
立即用大量的清水彻底冲洗，冲洗时间至少15min
取出有害物质应急箱，拉警戒线
必要时及时就医
戴口罩、手套，拿出吸附条或毛巾进行擦拭
必要时及时就医
脱手套及口罩，将其放入黄色垃圾袋
移除警戒线，彻底洗手
上报不良系统

（2）手消液泼洒的处置流程

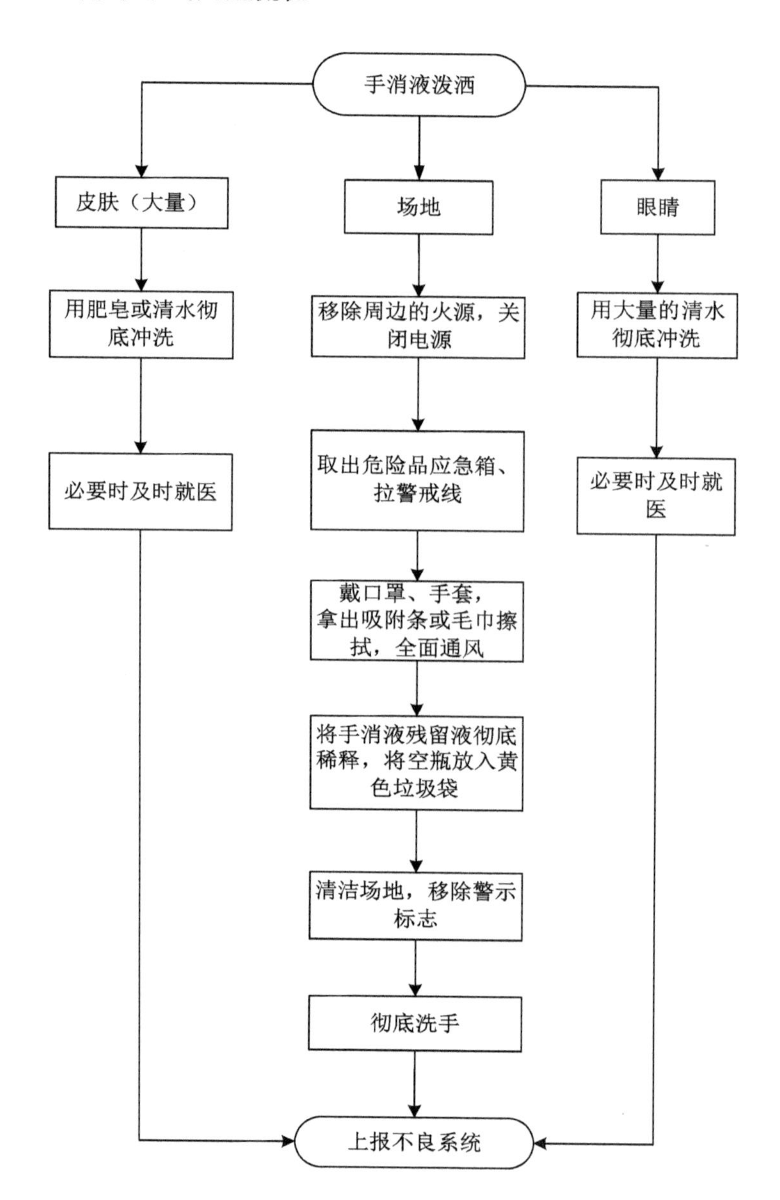

手消液泼洒
皮肤（大量）
场地
眼睛
用肥皂或清水彻底冲洗
移除周边的火源，关闭电源
用大量的清水彻底冲洗
必要时及时就医
取出危险品应急箱、拉警戒线
必要时及时就医
戴口罩、手套，拿出吸附条或毛巾擦拭，全面通风
将手消液残留液彻底稀释，将空瓶放入黄色垃圾袋
清洁场地，移除警示标志
彻底洗手
上报不良系统

3.11　危化品失窃的处理流程

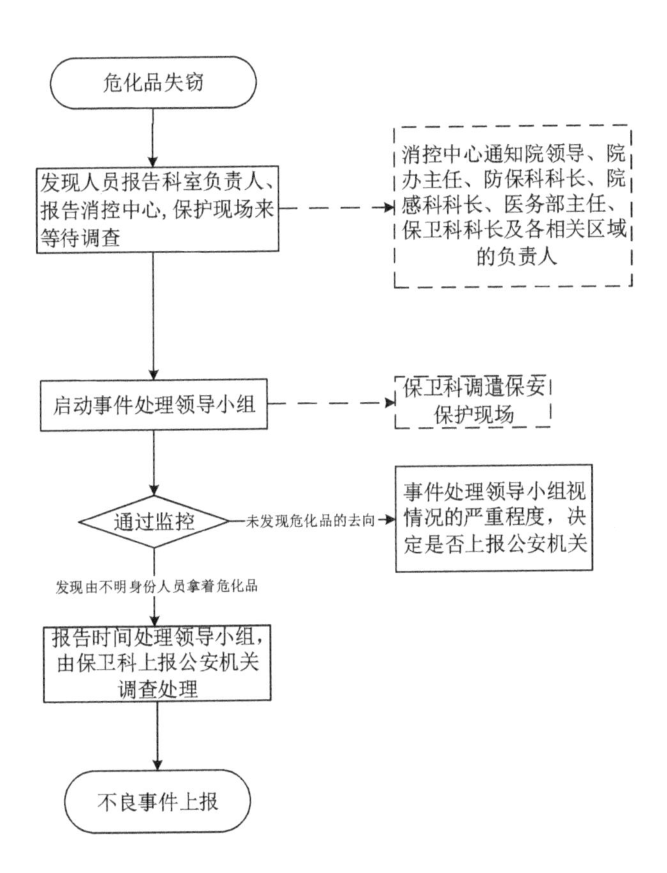
危化品失窃
发现人员报告科室负责人、报告消控中心，保护现场来等待调查
消控中心通知院领导、院办主任、防保科科长、院感科科长、医务部主任、保卫科科长及各相关区域的负责人
启动事件处理领导小组
保卫科调遣保安保护现场
通过监控
未发现危化品的去向
事件处理领导小组视情况的严重程度，决定是否上报公安机关
发现由不明身份人员拿着危化品
报告时间处理领导小组，由保卫科上报公安机关调查处理
不良事件上报

3.12 恐吓事件的处理流程

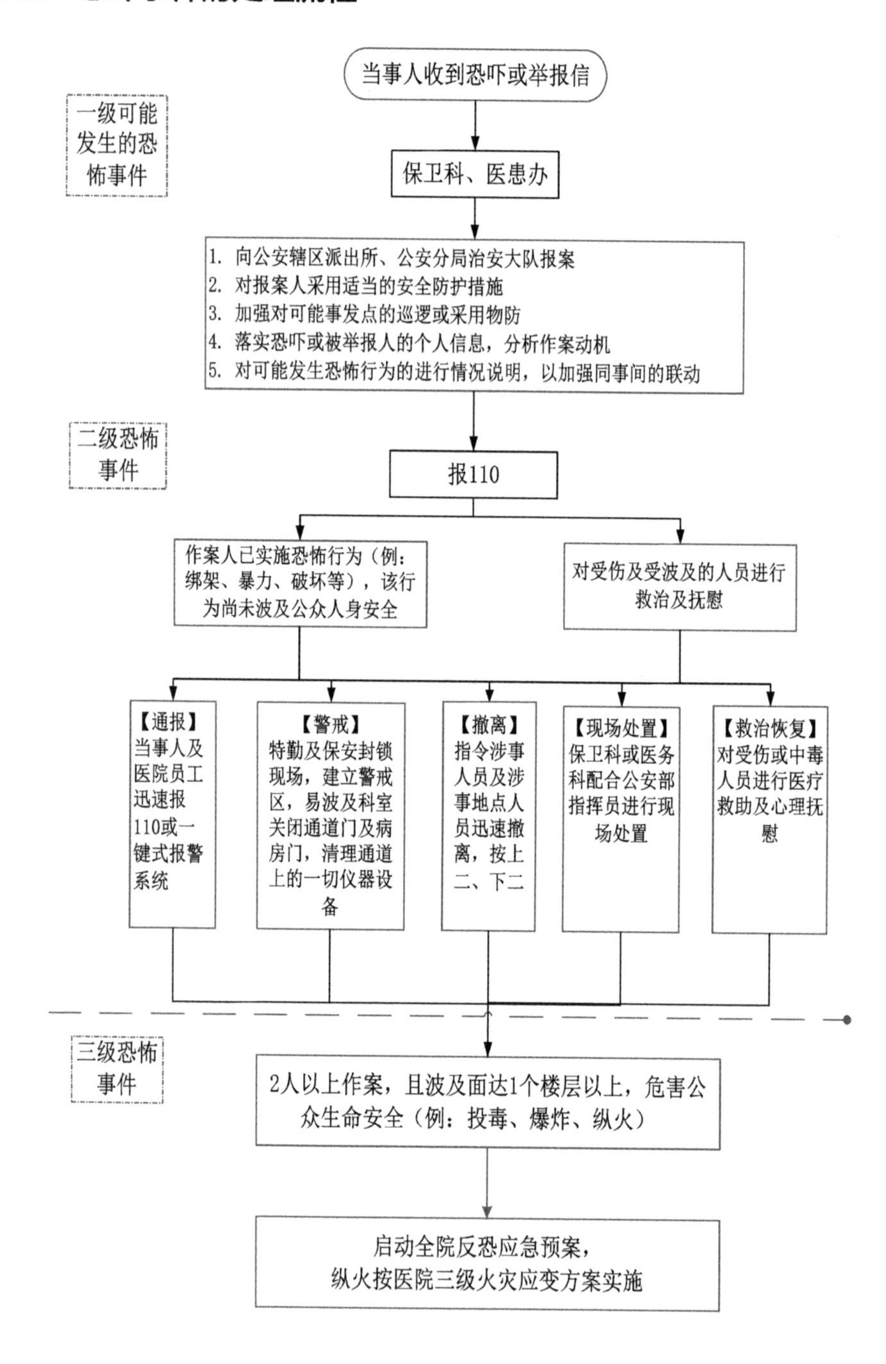

当事人收到恐吓或举报信
一级可能发生的恐怖事件
保卫科、医患办
1. 向公安辖区派出所、公安分局治安大队报案
2. 对报案人采用适当的安全防护措施
3. 加强对可能事发点的巡逻或采用物防
4. 落实恐吓或被举报人的个人信息，分析作案动机
5. 对可能发生恐怖行为的进行情况说明，以加强同事间的联动
二级恐怖事件
报110
作案人已实施恐怖行为（例：绑架、暴力、破坏等），该行为尚未波及公众人身安全
对受伤及受波及的人员进行救治及抚慰
【通报】当事人及医院员工迅速报110或一键式报警系统
【警戒】特勤及保安封锁现场，建立警戒区，易波及科室关闭通道门及病房门，清理通道上的一切仪器设备
【撤离】指令涉事人员及涉事地点人员迅速撤离，按上二、下二
【现场处置】保卫科或医务科配合公安部指挥员进行现场处置
【救治恢复】对受伤或中毒人员进行医疗救助及心理抚慰
三级恐怖事件
2人以上作案，且波及面达1个楼层以上，危害公众生命安全（例：投毒、爆炸、纵火）
启动全院反恐应急预案，
纵火按医院三级火灾应变方案实施

第 4 章

儿童常见病种的急救处理流程

4.1　小儿惊厥的急救处理流程

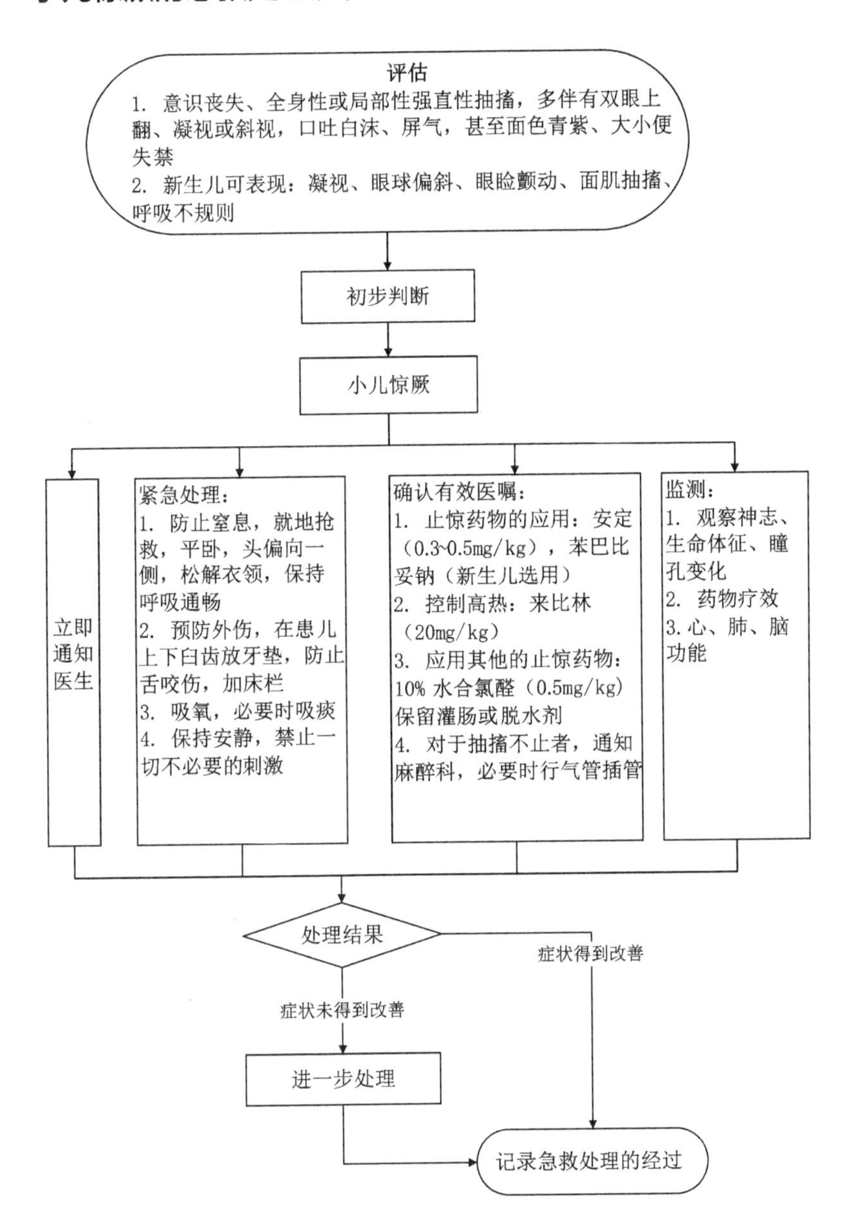
评估
1. 意识丧失、全身性或局部性强直性抽搐，多伴有双眼上翻、凝视或斜视，口吐白沫、屏气，甚至面色青紫、大小便失禁
2. 新生儿可表现：凝视、眼球偏斜、眼睑颤动、面肌抽搐、呼吸不规则
初步判断
小儿惊厥
立即通知医生
紧急处理：
1. 防止窒息，就地抢救，平卧，头偏向一侧，松解衣领，保持呼吸通畅
2. 预防外伤，在患儿上下臼齿放牙垫，防止舌咬伤，加床栏
3. 吸氧，必要时吸痰
4. 保持安静，禁止一切不必要的刺激
确认有效医嘱：
1. 止惊药物的应用：安定（0.3~0.5mg/kg），苯巴比妥钠（新生儿选用）
2. 控制高热：来比林（20mg/kg）
3. 应用其他的止惊药物：10% 水合氯醛（0.5mg/kg）保留灌肠或脱水剂
4. 对于抽搐不止者，通知麻醉科，必要时行气管插管
监测：
1. 观察神志、生命体征、瞳孔变化
2. 药物疗效
3. 心、肺、脑功能
处理结果
症状得到改善
症状未得到改善
进一步处理
记录急救处理的经过

4.2 小儿心力衰竭的急救流程

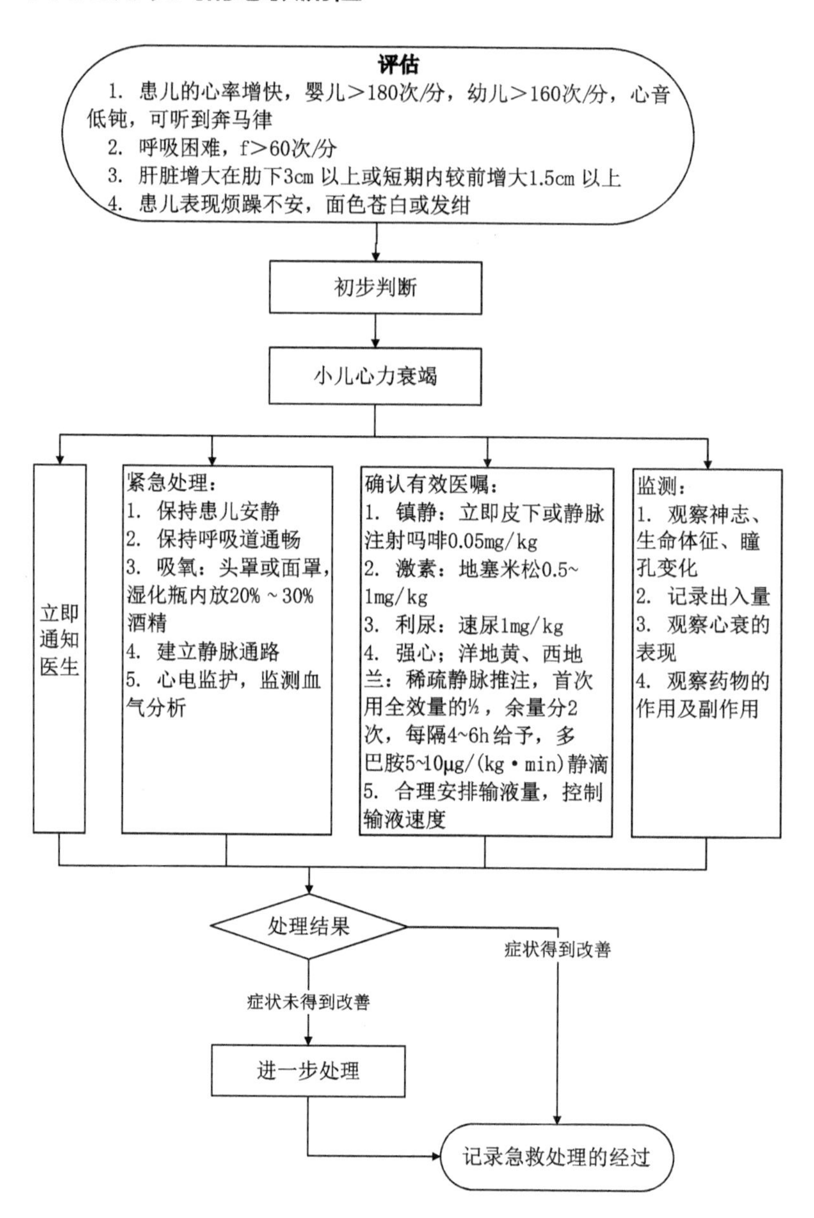
评估
1. 患儿的心率增快，婴儿＞180次/分，幼儿＞160次/分，心音低钝，可听到奔马律
2. 呼吸困难，f＞60次/分
3. 肝脏增大在肋下3cm 以上或短期内较前增大1.5cm 以上
4. 患儿表现烦躁不安，面色苍白或发绀
初步判断
小儿心力衰竭
立即通知医生
紧急处理：
1. 保持患儿安静
2. 保持呼吸道通畅
3. 吸氧：头罩或面罩，湿化瓶内放20%～30%酒精
4. 建立静脉通路
5. 心电监护，监测血气分析
确认有效医嘱：
1. 镇静：立即皮下或静脉注射吗啡0.05mg/kg
2. 激素：地塞米松0.5~1mg/kg
3. 利尿：速尿1mg/kg
4. 强心：洋地黄、西地兰：稀疏静脉推注，首次用全效量的½，余量分2次，每隔4~6h给予，多巴胺5~10μg/(kg·min)静滴
5. 合理安排输液量，控制输液速度
监测：
1. 观察神志、生命体征、瞳孔变化
2. 记录出入量
3. 观察心衰的表现
4. 观察药物的作用及副作用
处理结果
症状得到改善
症状未得到改善
进一步处理
记录急救处理的经过

4.3　小儿呼吸衰竭的急救流程

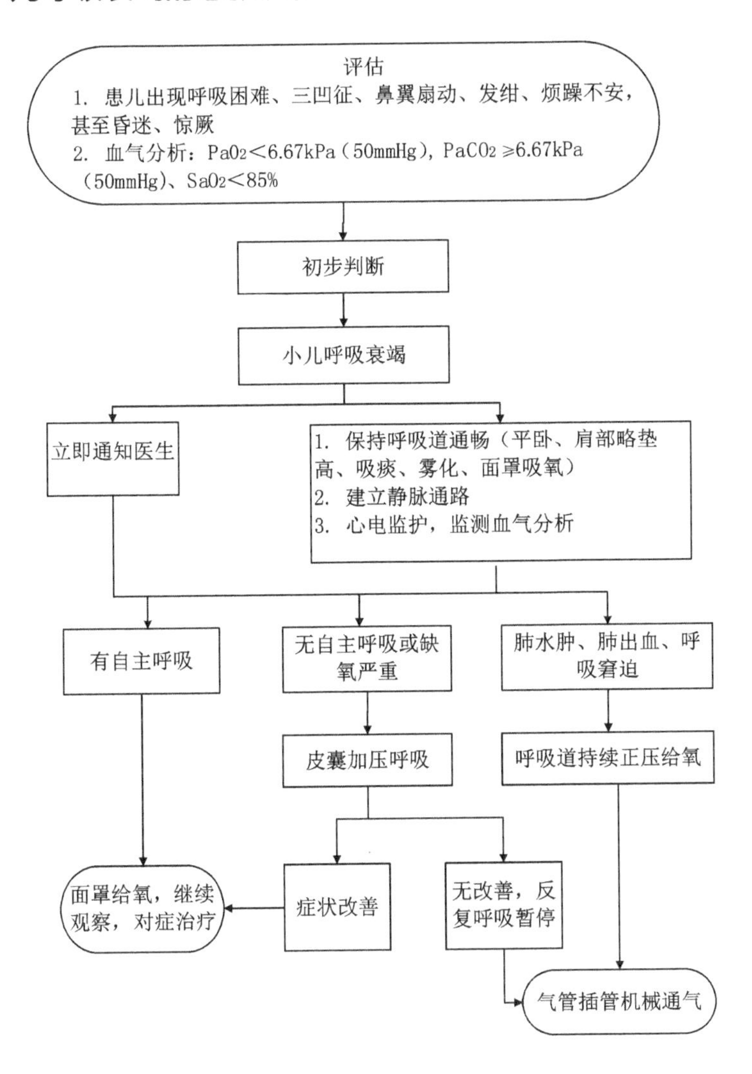
评估
1. 患儿出现呼吸困难、三凹征、鼻翼扇动、发绀、烦躁不安，甚至昏迷、惊厥
2. 血气分析：PaO_2<6.67kPa（50mmHg），$PaCO_2$ ≥6.67kPa（50mmHg）、SaO_2<85%
初步判断
小儿呼吸衰竭
立即通知医生
1. 保持呼吸道通畅（平卧、肩部略垫高、吸痰、雾化、面罩吸氧）
2. 建立静脉通路
3. 心电监护，监测血气分析
有自主呼吸
无自主呼吸或缺氧严重
肺水肿、肺出血、呼吸窘迫
皮囊加压呼吸
呼吸道持续正压给氧
面罩给氧，继续观察，对症治疗
症状改善
无改善，反复呼吸暂停
气管插管机械通气

4.4 小儿颅内高压的急救流程

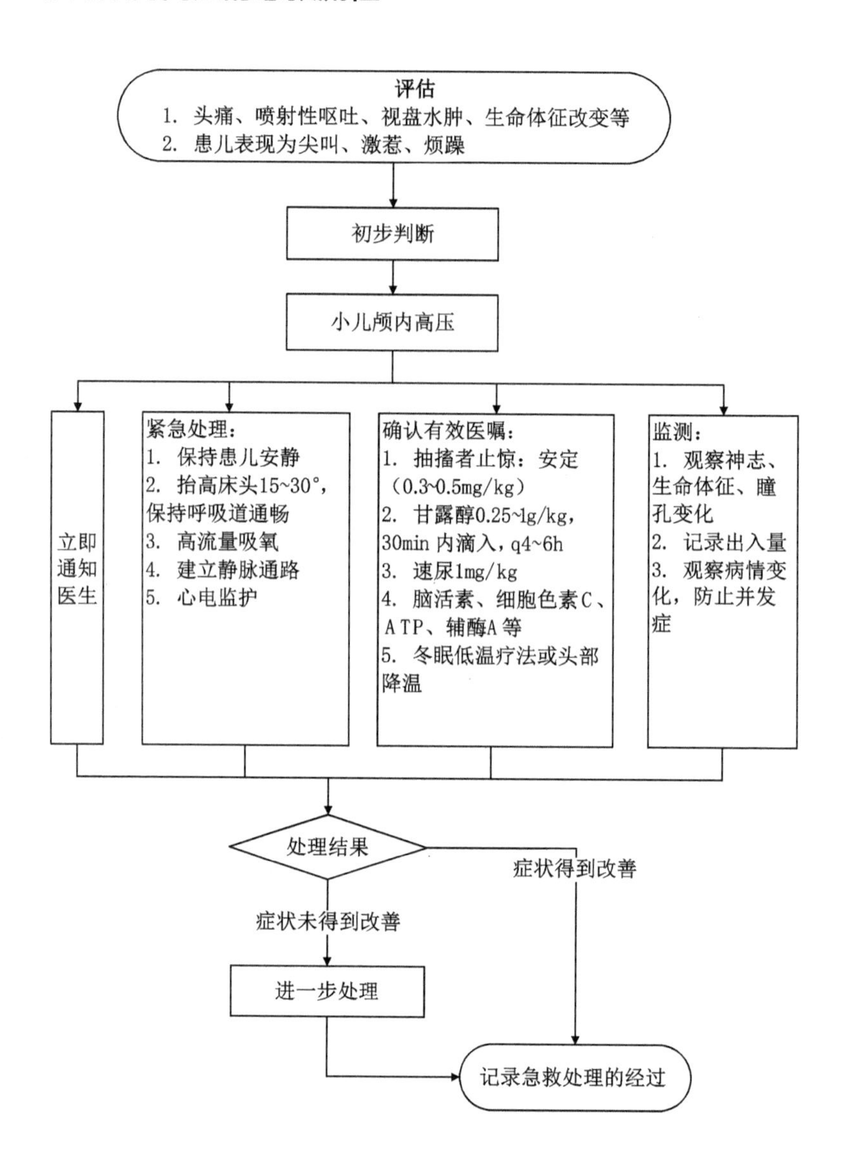
评估
1. 头痛、喷射性呕吐、视盘水肿、生命体征改变等
2. 患儿表现为尖叫、激惹、烦躁
初步判断
小儿颅内高压
立即通知医生
紧急处理：
1. 保持患儿安静
2. 抬高床头15~30°，保持呼吸道通畅
3. 高流量吸氧
4. 建立静脉通路
5. 心电监护
确认有效医嘱：
1. 抽搐者止惊：安定（0.3~0.5mg/kg）
2. 甘露醇0.25~1g/kg，30min 内滴入，q4~6h
3. 速尿1mg/kg
4. 脑活素、细胞色素C、ATP、辅酶A 等
5. 冬眠低温疗法或头部降温
监测：
1. 观察神志、生命体征、瞳孔变化
2. 记录出入量
3. 观察病情变化，防止并发症
处理结果
症状得到改善
症状未得到改善
进一步处理
记录急救处理的经过

第5章

常用仪器和抢救设备使用的应急处理预案

5.1　输液泵、微量注射泵的应急处理预案

（1）预防措施及主要准备

①对于带有蓄电池的输液泵、微量泵，平时定期充电使蓄电池处于饱和状态。

②设备科应定期检查输液泵、微量泵的状况，确保设备运转良好，做好维修、维护的登记。

③对有故障的输液泵、微量泵挂上“故障牌”，并用电脑报修设备科。将维修过程及结果及时登记备案。

④护士应熟练掌握输液泵、微量泵的操作流程。

⑤护士应熟知本病区、本班使用的输液泵、微量泵及严密观察使用患者的生命体征及病情变化。

⑥在使用过程中，随时观察输液泵、微量泵的动态变化，确保设备设置参数与实际运行参数相符合。如遇输液泵、微量泵出现紧急情况，如意外停电、空气报警、管路阻塞、速度失控等设备故障时，医护人员应采取补救措施，以保障患者使用输液泵、微量泵的安全。

（2）应急流程图

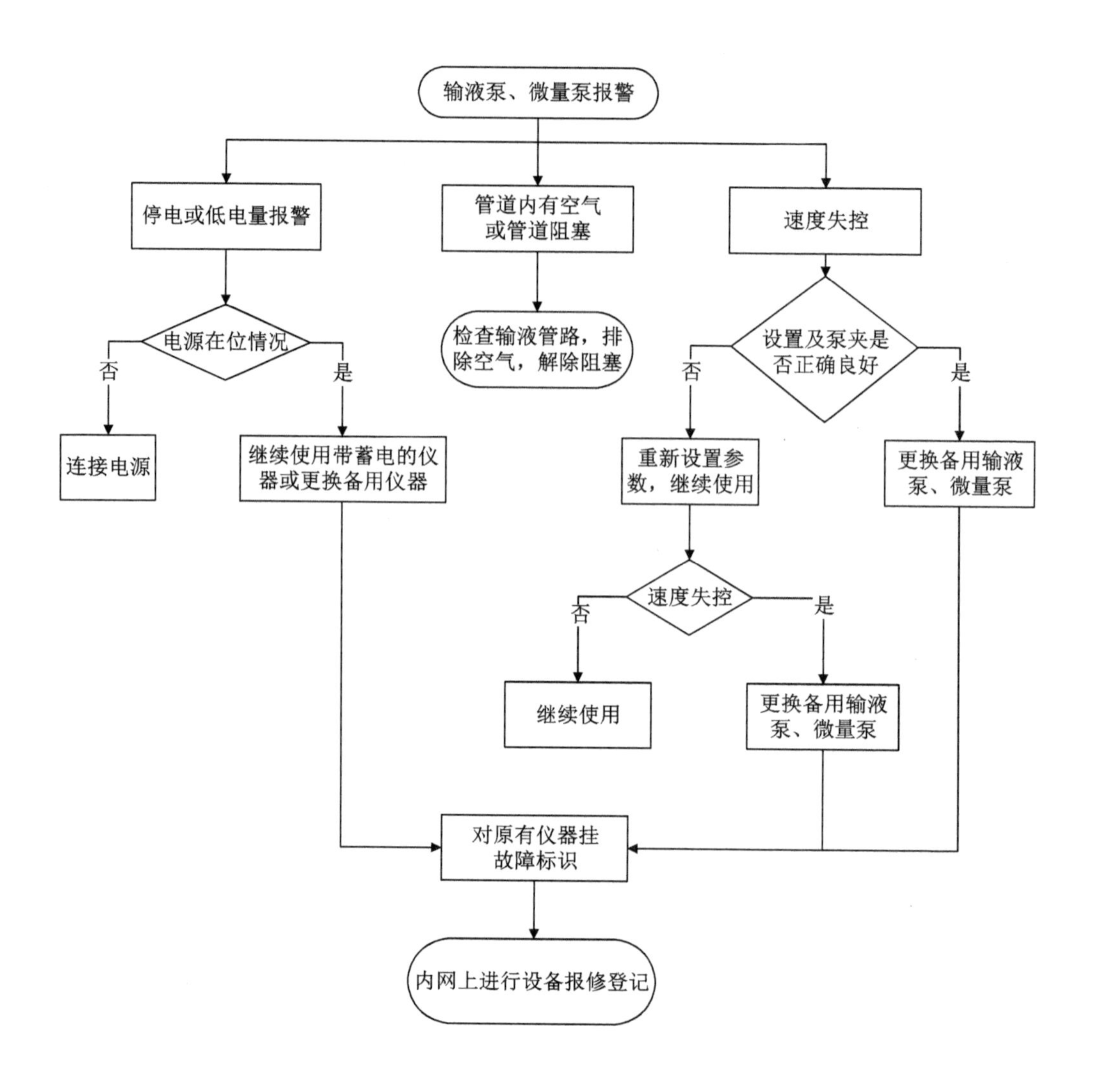

输液泵、微量泵报警
停电或低电量报警
管道内有空气或管道阻塞
速度失控
电源在位情况
否
是
连接电源
继续使用带蓄电的仪器或更换备用仪器
检查输液管路，排除空气，解除阻塞
设置及泵夹是否正确良好
否
是
重新设置参数，继续使用
更换备用输液泵、微量泵
速度失控
否
是
继续使用
更换备用输液泵、微量泵
对原有仪器挂故障标识
内网上进行设备报修登记

5.2 心电监护仪的应急处理预案

（1）预防措施及主要准备

①对带有蓄电池的心电监护仪，平时定期充电，从而使蓄电池处于饱和状态。

②设备科应定期检查心电监护仪，确保设备运转良好，做好维修、维护的登记。

③对有故障的心电监护仪挂上“故障牌”，并用电脑报修设备科。将维修过程及结果及时登记备案。

④护士应熟练掌握心电监护仪的操作流程。

⑤护士应熟知本病房、本班使用的心电监护仪，严密观察使用患者的生命体征及病情变化。

⑥在使用心电监护仪的过程中，随时观察心电监护仪的动态变化，确保设备参数正常。如遇心电监护仪出现紧急情况，如意外停电、参数报警、设备故障等时，医护人员应采取补救措施，以保护患者使用心电监护仪期间的安全。

（2）应急流程图

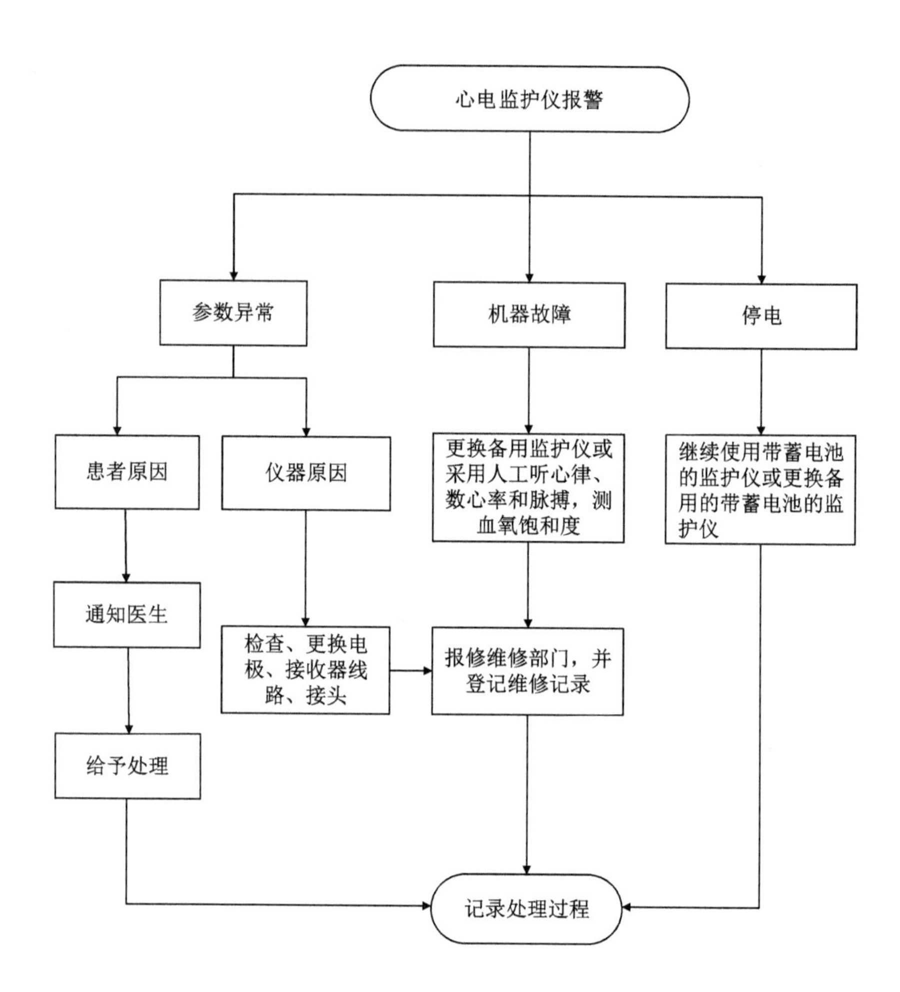
心电监护仪报警
参数异常
机器故障
停电
患者原因
仪器原因
更换备用监护仪或采用人工听心律、数心率和脉搏，测血氧饱和度
继续使用带蓄电池的监护仪或更换备用的带蓄电池的监护仪
通知医生
检查、更换电极、接收器线路、接头
报修维修部门，并登记维修记录
给予处理
记录处理过程

5.3　除颤仪的应急处理预案

（1）预防措施及主要准备

①对带有蓄电池的除颤仪平时定期充电，使蓄电池处于饱和状态，并定点放置。

②科室每天自检，确保设备运转良好，做好自检登记。

③设备科应定期检查除颤仪的状况，确保设备运转良好，做好维修、维护的登记。

④对有故障的除颤仪挂上“故障牌”，并用电脑报修设备科。将维修过程及结果及时登记备案。

⑤医护人员应熟练掌握除颤仪的操作流程。

⑥除颤时确保所有人员远离病床。

⑦除颤放电时避免空放，防止损坏仪器。

⑧严密观察患者的生命体征及病情变化。

⑨专人负责定期检查与清洁，确保操作正常，如有故障，及时维修。

⑩在使用过程中，如除颤仪发生故障时，医护人员应采取补救措施。

（2）应急流程图

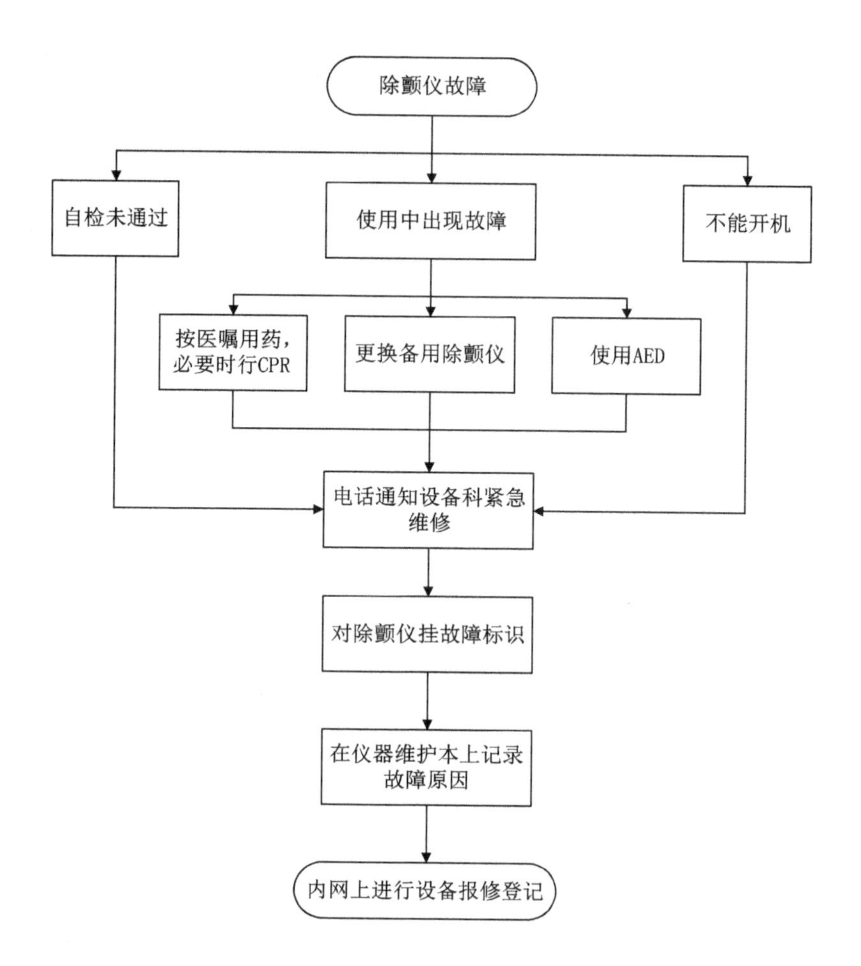
除颤仪故障
自检未通过
使用中出现故障
不能开机
按医嘱用药，必要时行CPR
更换备用除颤仪
使用AED
电话通知设备科紧急维修
对除颤仪挂故障标识
在仪器维护本上记录故障原因
内网上进行设备报修登记

5.4　心电图机的应急处理预案

（1）预防措施及主要准备

①对带有蓄电池的心电图机平时定期充电，使蓄电池处于饱和状态。

②设备处应定期检查心电图机的状况，确保设备运转良好，做好维修、维护登记。

③对有故障的心电图机挂上“故障牌”并用电脑报修设备科。将维修过程及结果及时登记备案。

④医护人员应熟练掌握心电图机的操作流程。

⑤严密观察患者的生命体征及病情变化。

⑥在使用过程中，如心电图机发生故障时，医护人员应采取补救措施。

（2）应急流程图

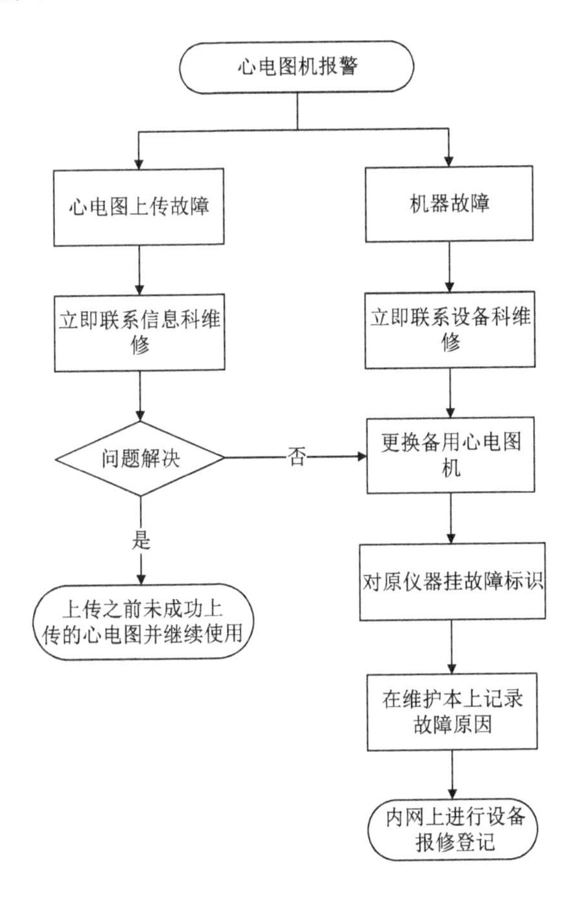
心电图机报警
心电图上传故障
机器故障
立即联系信息科维修
立即联系设备科维修
问题解决
否
是
更换备用心电图机
上传之前未成功上传的心电图并继续使用
对原仪器挂故障标识
在维护本上记录故障原因
内网上进行设备报修登记

5.5 呼吸机的应急处理预案

（1）预防措施及主要准备

①设备科应定期检查呼吸机的状况，确保设备运转良好，做好维修、维护登记。

②专人负责，每周进行检查及试机并清洁机身。

③使用时严格按规程操作，严密监测仪器的使用情况。

④使用时要设定好监护项目的报警参数，确保运转正常。

⑤各管道连接紧密，无折叠、扭曲、脱落。使用加热湿化器时注意温度适宜，严防烧干。

⑥使用时严密监测患者的病情变化，及时发现异常问题，及时报告。

⑦保持呼吸道通畅，人工气道通畅。严格进行无菌操作，防止交叉感染。

⑧对有故障的呼吸机挂上“故障牌”，并用电脑报修设备科。将维修过程及结果及时登记备案。

（2）应急流程图

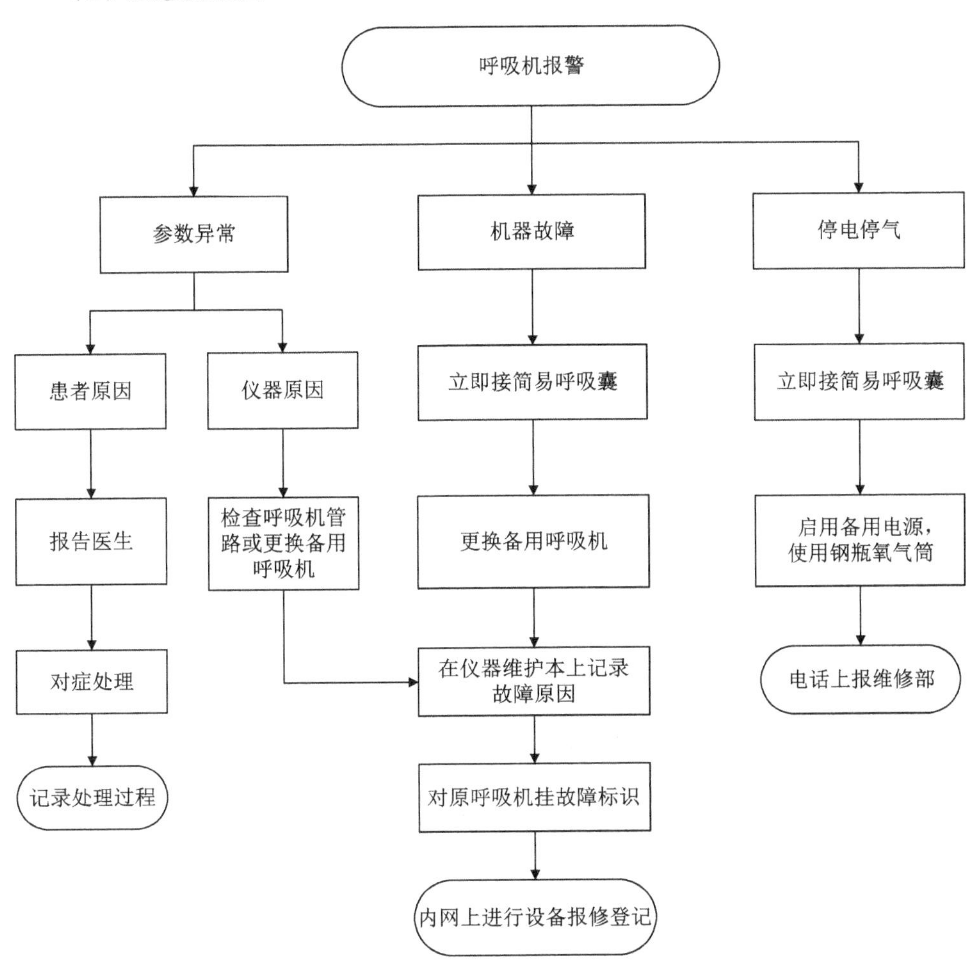
呼吸机报警
参数异常
机器故障
停电停气
患者原因
仪器原因
报告医生
对症处理
记录处理过程
检查呼吸机管路或更换备用呼吸机
立即接简易呼吸囊
更换备用呼吸机
在仪器维护本上记录故障原因
对原呼吸机挂故障标识
内网上进行设备报修登记
立即接简易呼吸囊
启用备用电源，使用钢瓶氧气筒
电话上报维修部

5.6 中心负压吸引装置或吸引器的应急处理预案

（1）预防措施及主要准备

①设备科应定期检查中心负压吸引装置或吸引器状况，确保设备运转良好，做好维修、维护登记。

②医护人员应熟练掌握中心负压吸引装置或吸引器的操作流程。

③严密观察患者的生命体征及病情变化。

④在使用中心负压吸引装置或吸引器的过程中，如发生故障或供气故障时，医护人员应采取补救措施。

（2）应急流程图

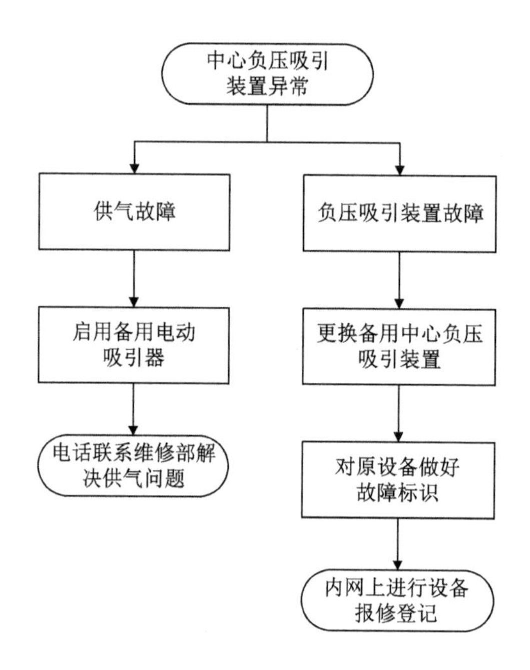
中心负压吸引装置异常
供气故障
负压吸引装置故障
启用备用电动吸引器
更换备用中心负压吸引装置
电话联系维修部解决供气问题
对原设备做好故障标识
内网上进行设备报修登记

5.7　除颤仪自检流程的应急处理预案

（1）飞利浦 M3535A 除颤仪的自检流程

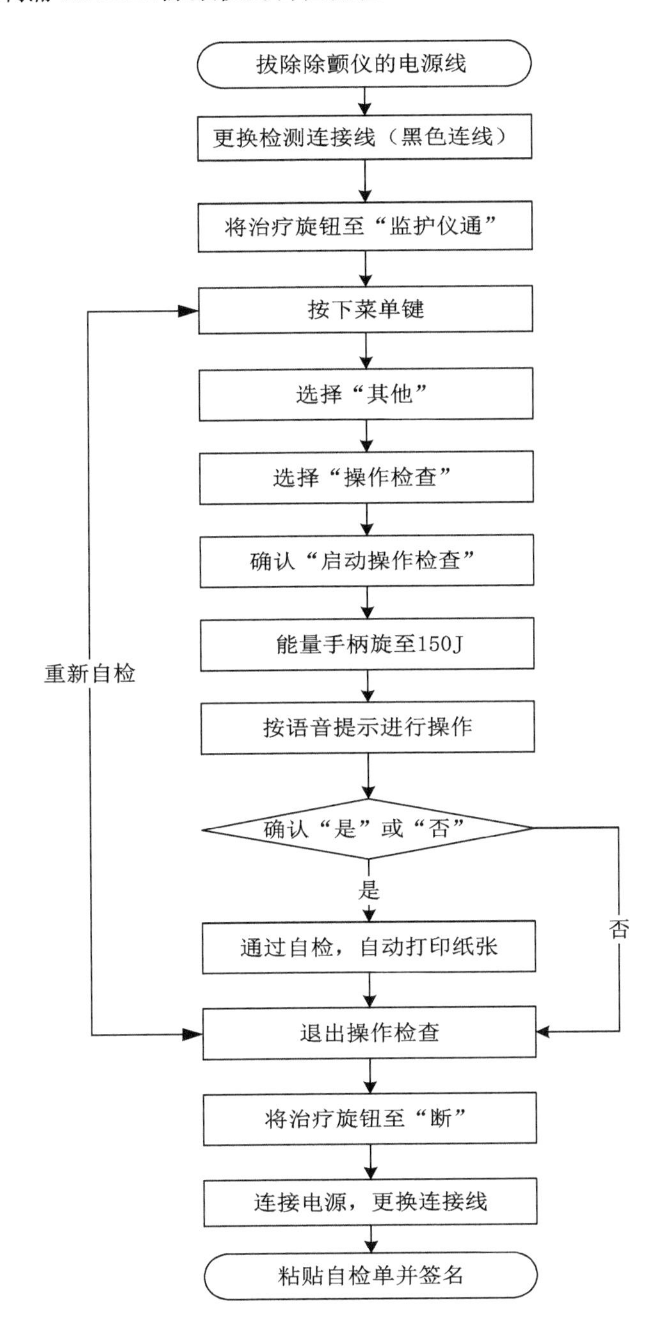
拔除除颤仪的电源线
更换检测连接线（黑色连线）
将治疗旋钮至“监护仪通”
按下菜单键
选择“其他”
选择“操作检查”
确认“启动操作检查”
能量手柄旋至150J
按语音提示进行操作
确认“是”或“否”
是
否
通过自检，自动打印纸张
退出操作检查
重新自检
将治疗旋钮至“断”
连接电源，更换连接线
粘贴自检单并签名

（2）飞利浦 M3535A 除颤仪电极板放电的测试流程

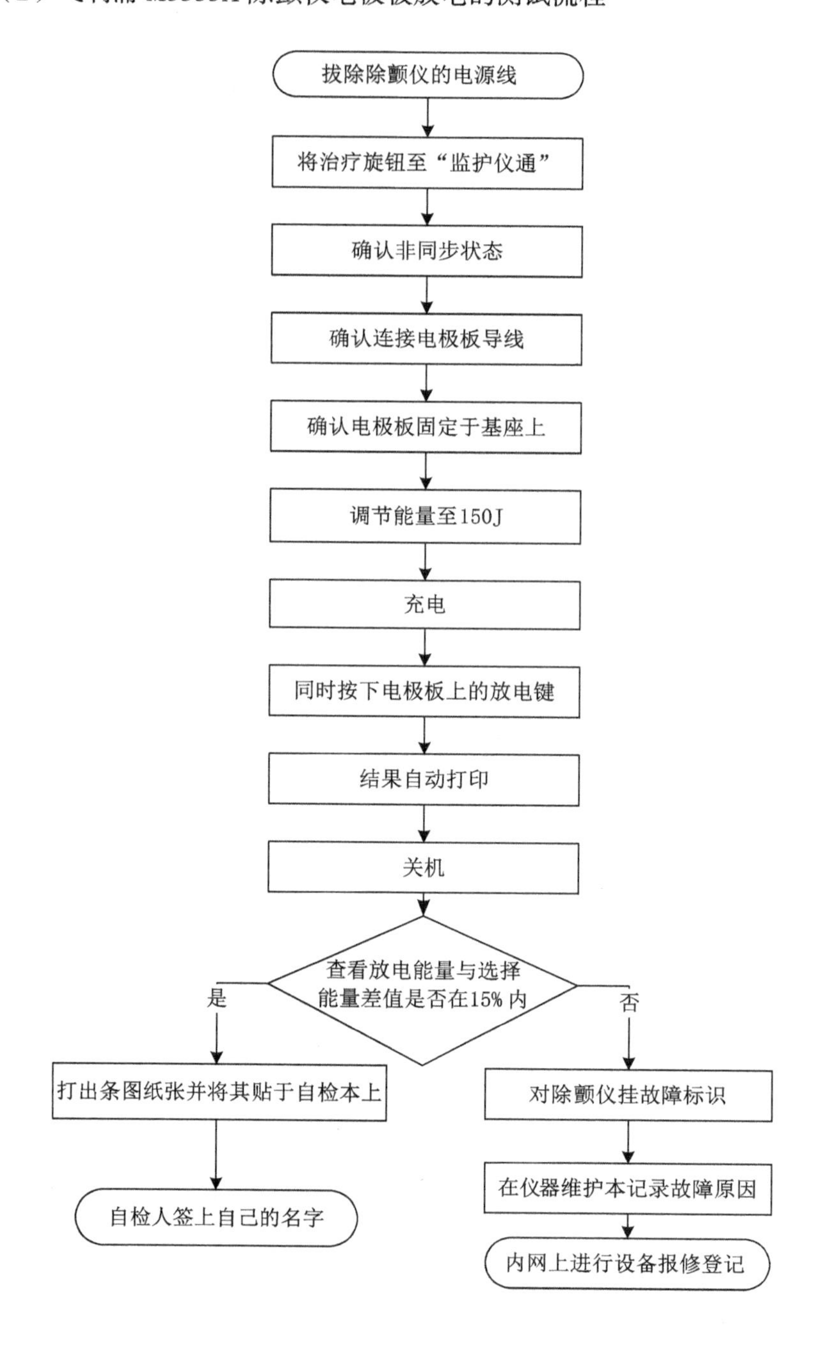
拔除除颤仪的电源线
将治疗旋钮至“监护仪通”
确认非同步状态
确认连接电极板导线
确认电极板固定于基座上
调节能量至150J
充电
同时按下电极板上的放电键
结果自动打印
关机
查看放电能量与选择能量差值是否在15% 内
是
否
打出条图纸张并将其贴于自检本上
自检人签上自己的名字
对除颤仪挂故障标识
在仪器维护本记录故障原因
内网上进行设备报修登记

（3）飞利浦 M4735A 的自检流程

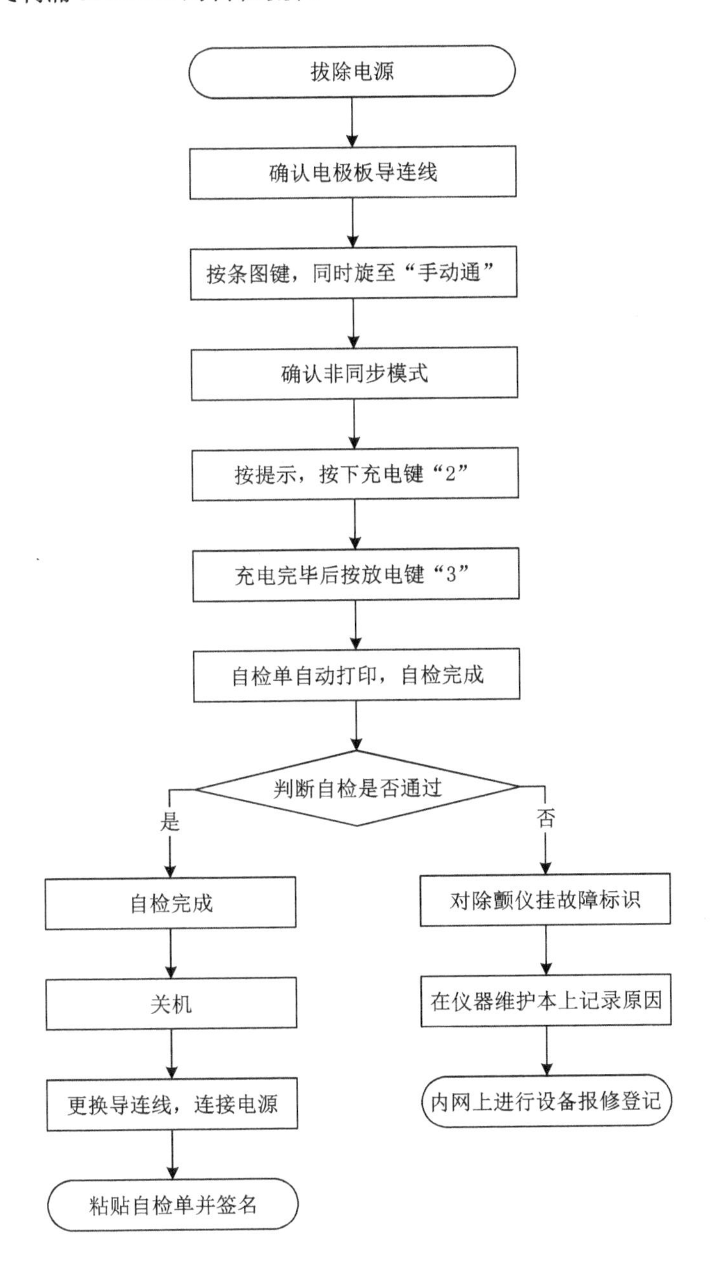
拔除电源
确认电极板导连线
按条图键，同时旋至“手动通”
确认非同步模式
按提示，按下充电键“2”
充电完毕后按放电键“3”
自检单自动打印，自检完成
判断自检是否通过
是
否
自检完成
关机
更换导连线，连接电源
粘贴自检单并签名
对除颤仪挂故障标识
在仪器维护本上记录原因
内网上进行设备报修登记

（4）ZOLL 除颤仪的自检流程

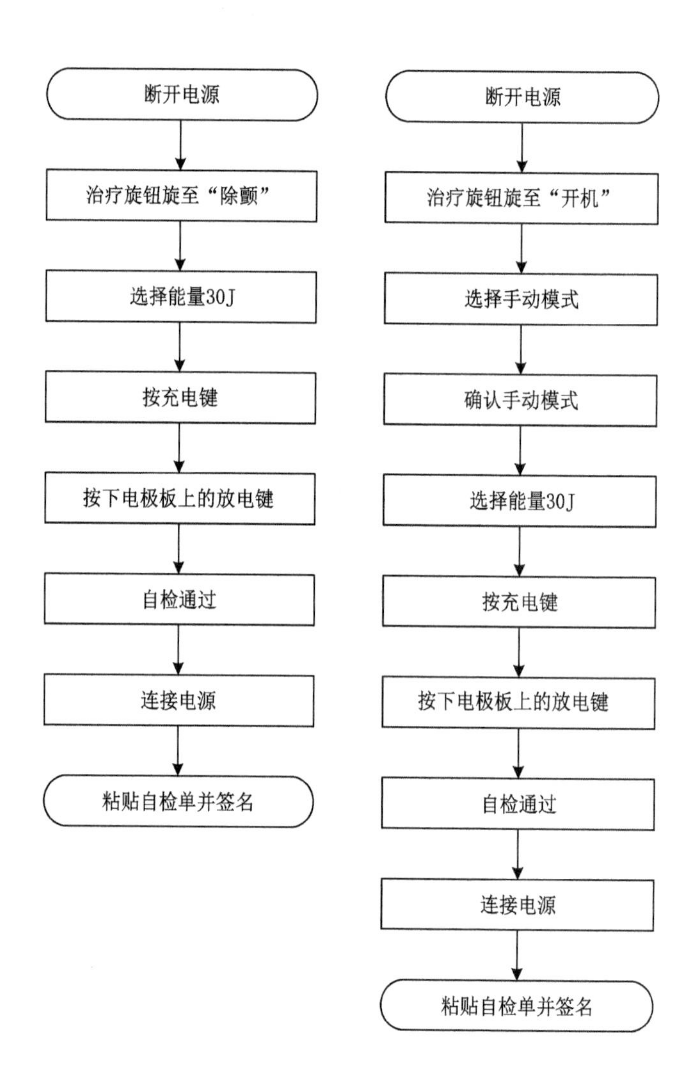
断开电源
治疗旋钮旋至“除颤”
选择能量30J
按充电键
按下电极板上的放电键
自检通过
连接电源
粘贴自检单并签名
断开电源
治疗旋钮旋至“开机”
选择手动模式
确认手动模式
选择能量30J
按充电键
按下电极板上的放电键
自检通过
连接电源
粘贴自检单并签名

5.8　呼吸湿化治疗仪（以费雪派克为例）的应急处理预案

（1）呼吸湿化治疗仪的上机流程

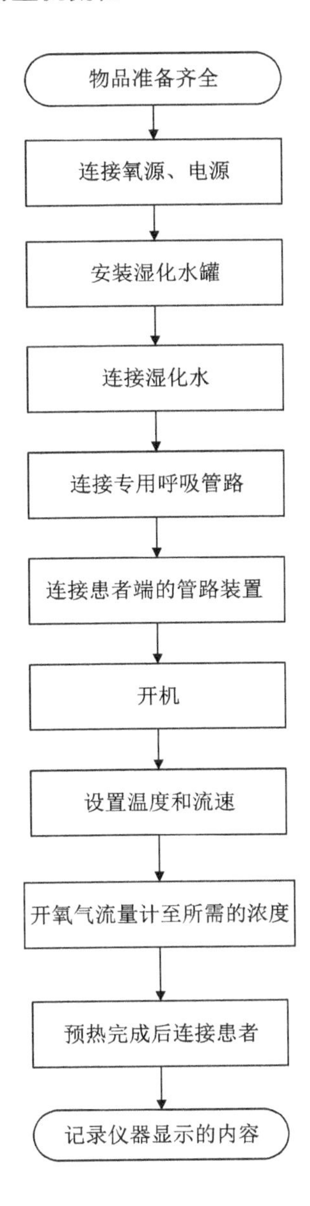

物品准备齐全
连接氧源、电源
安装湿化水罐
连接湿化水
连接专用呼吸管路
连接患者端的管路装置
开机
设置温度和流速
开氧气流量计至所需的浓度
预热完成后连接患者
记录仪器显示的内容

（2）呼吸湿化治疗仪的下机流程

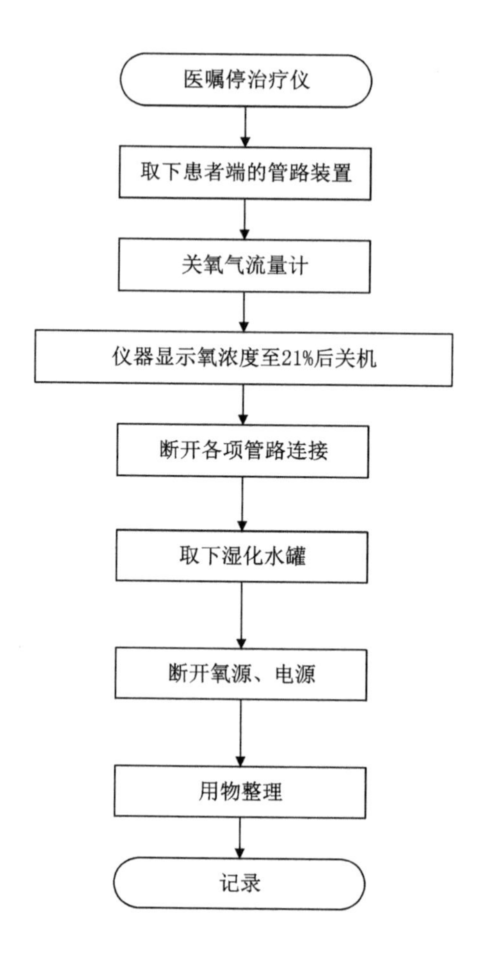
医嘱停治疗仪
取下患者端的管路装置
关氧气流量计
仪器显示氧浓度至21%后关机
断开各项管路连接
取下湿化水罐
断开氧源、电源
用物整理
记录

备注：

● 呼吸湿化治疗仪开机时界面上依次会显示消毒次数、距上次消毒的时间。

● 参数设置界面锁住后可同时按住上下箭头 3s 进行解锁，再进行参数调整，按模式键确认重新锁定。

● 连接氧源前请务必确认氧气流量计已处于关闭状态。

● 为预防烫伤，下机后待治疗仪稍凉后取下湿化水罐。

● 呼吸湿化治疗管路为一次性非重复耗材，按院感要求一人一装置。

（3）呼吸湿化治疗仪的消毒流程

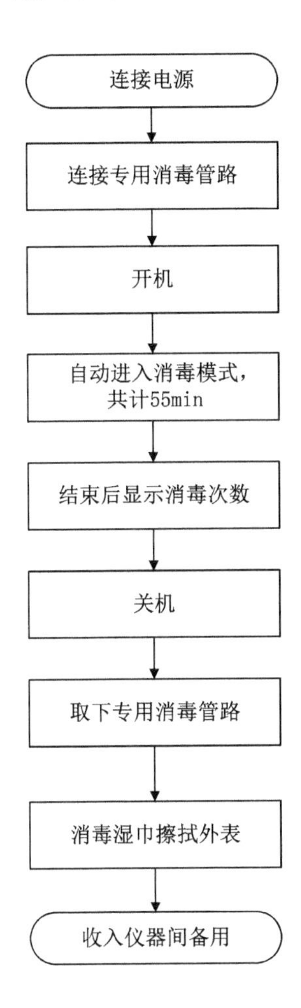
连接电源
连接专用消毒管路
开机
自动进入消毒模式，
共计55min
结束后显示消毒次数
关机
取下专用消毒管路
消毒湿巾擦拭外表
收入仪器间备用

备注：

- 若长期不用该设备，可用保护罩罩好进行防尘。
- 需定期更换呼吸湿化治疗仪后面的过滤片。
- 调节氧气流量计时需缓慢转动，氧浓度显示会滞后几秒。

5.9 血液净化机的应急处理预案

（1）预防措施及主要准备

①对带有蓄电池的血液净化机器平时定期充电，使蓄电池处于饱和状态。

②设备科应定期对仪器进行维护保养。

③医护人员应熟练掌握血液净化机器的操作流程。

④严密观察患者的生命体征及病情变化。

⑤在使用血液透析过程中，如发生机器故障，医护人员应采取积极措施，确保患者的安全。

（2）应急流程图

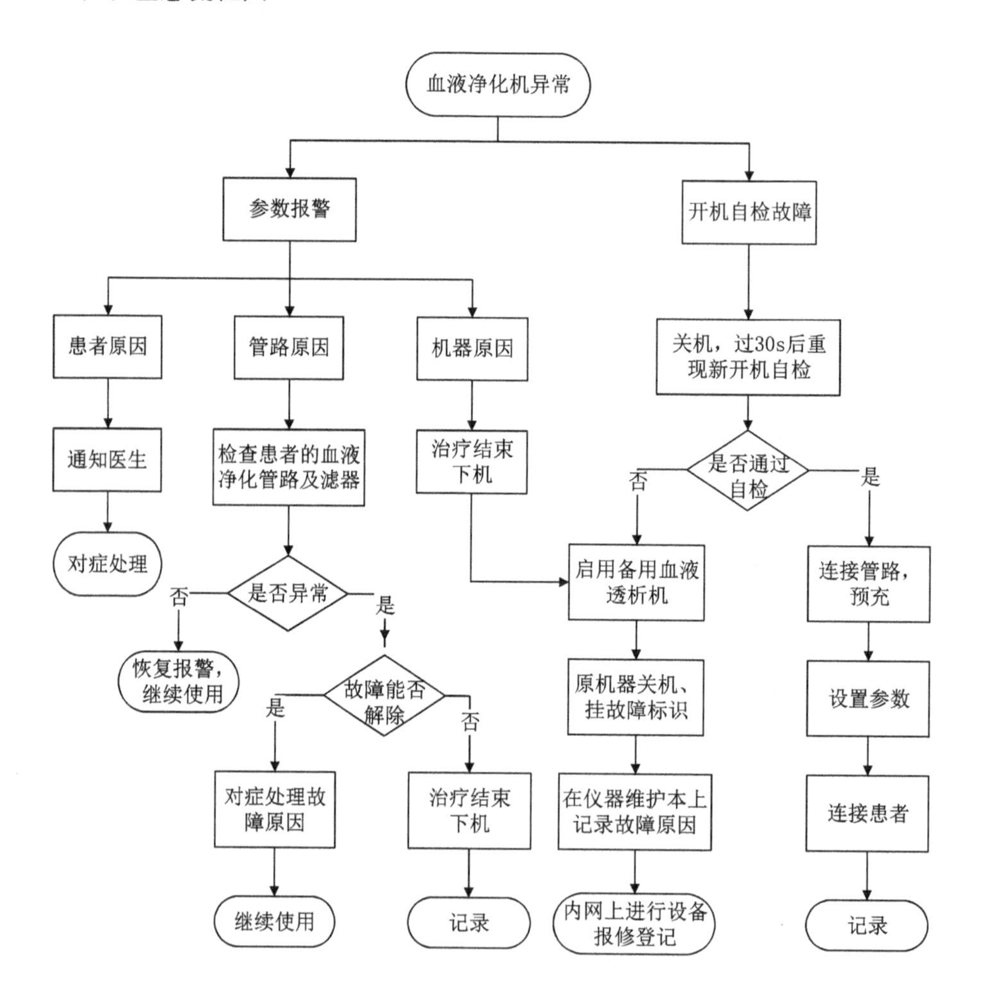

血液净化机异常
参数报警
开机自检故障
患者原因
管路原因
机器原因
关机，过30s后重现新开机自检
通知医生
检查患者的血液净化管路及滤器
治疗结束下机
是否通过自检
否
是
对症处理
是否异常
否
是
启用备用血液透析机
连接管路，预充
恢复报警，继续使用
故障能否解除
是
否
原机器关机、挂故障标识
设置参数
对症处理故障原因
治疗结束下机
在仪器维护本上记录故障原因
连接患者
继续使用
记录
内网上进行设备报修登记
记录

5.10　体外膜肺氧合的应急处理预案

（1）预防措施及主要准备

①对带有蓄电池的 ECMO 机器，平时处于充电状态，使蓄电池处于饱和状态。

②设备科应定期检查 ECMO 设备，做好日常保养工作，确保设备运转良好，做好维修、维护的登记。

③医护人员应熟练掌握体外膜肺氧合机器的操作流程。

④严密观察患者的生命体征及病情变化。

⑤在使用体外膜肺氧合机器的过程中，如发生机器故障，医护人员应采取积极措施，确保患者的安全。

（2）应急流程图

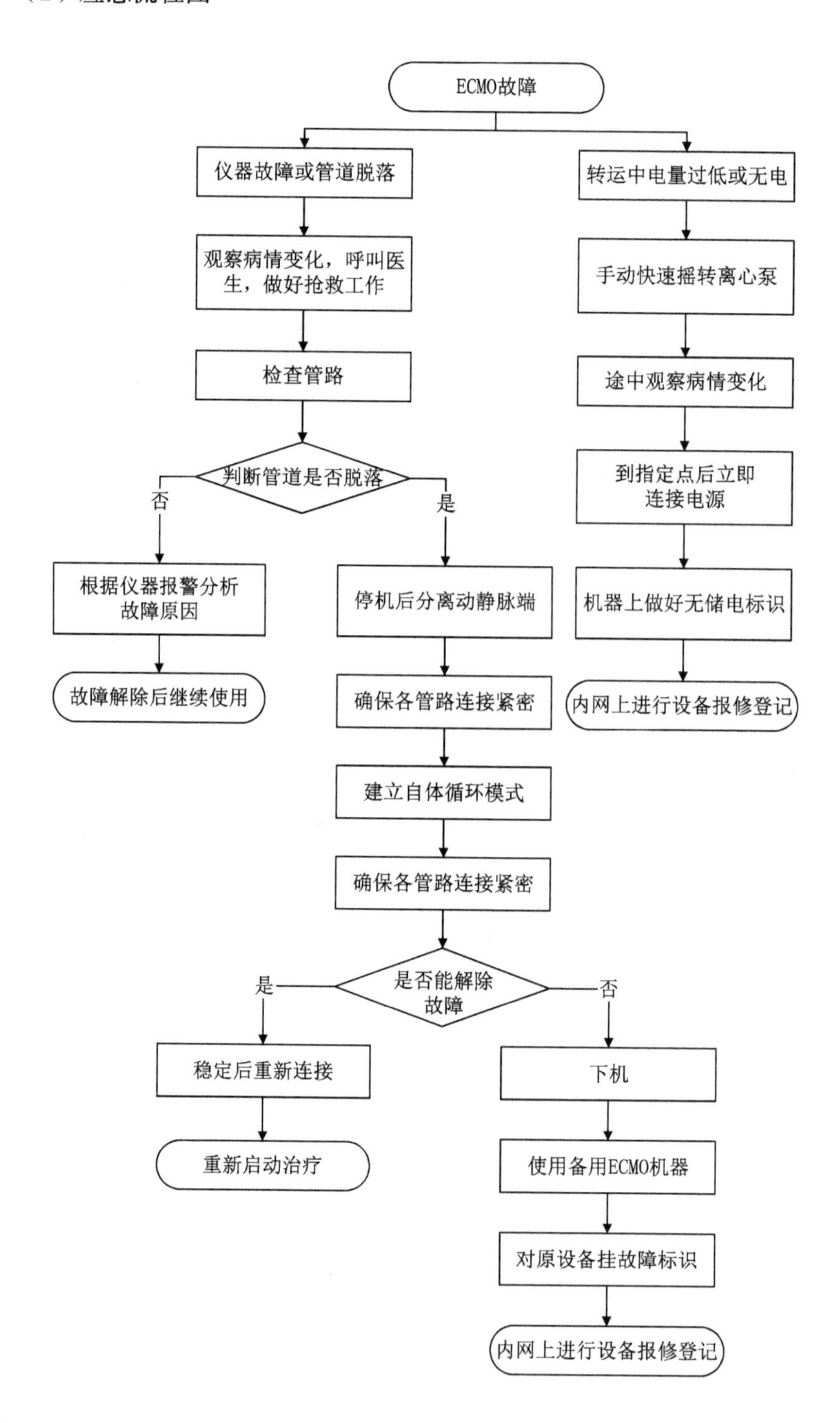
ECMO故障
仪器故障或管道脱落
转运中电量过低或无电
观察病情变化，呼叫医生，做好抢救工作
手动快速摇转离心泵
检查管路
途中观察病情变化
判断管道是否脱落
否
是
到指定点后立即连接电源
根据仪器报警分析故障原因
停机后分离动静脉端
机器上做好无储电标识
故障解除后继续使用
确保各管路连接紧密
内网上进行设备报修登记
建立自体循环模式
确保各管路连接紧密
是否能解除故障
是
否
稳定后重新连接
下机
重新启动治疗
使用备用ECMO机器
对原设备挂故障标识
内网上进行设备报修登记

5.11 主动脉球囊反搏的应急处理预案

（1）预防措施及主要准备

①对带有蓄电池的主动脉球囊反搏，平时定期充电，使蓄电池处于饱和状态。

②设备科应定期检查主动脉球囊反搏的状况，确保设备运转良好，做好维修、维护的登记。

③对有故障的主动脉球囊反搏挂上“故障牌”，并用电脑报修设备科。将维修过程及结果及时登记备案。

④护士应熟练掌握主动脉球囊反搏的操作流程。

⑤在使用过程中，随时观察主动脉球囊反搏的运行动态变化，确保设备正常运行。如遇主动脉球囊反搏出现紧急情况，如意外停电、不能有效触发、氦气报警、管路阻塞等设备故障时，医护人员应采取应急措施，以保障患者使用主动脉球囊反搏期间的安全。

（2）注意事项

①持续监测血压、心电图及循环辅助的效果。随时监视反搏波形，以便及时发现导管移位或气囊破裂及触发失灵。

②应用 IABP 时患者应绝对卧床，取平卧位或半卧位小于 45°，穿刺侧下肢伸直，保持功能位。协助患者翻身时，翻身幅度不宜过大，注意固定好导管，防止导管移位、打折、断开。

③正确执行抗凝治疗及 ACT 监测，维持 ACT 180~210s，APTT 60~80s。

④遵医嘱持续正压冲洗（压力包压力 300mmHg）IABP 导管，每 12h 更换冲洗液，注意预防空气进入 IABP 导管。每 4h 评估双下肢的血运情况。

⑤注意观察患者有无出血。

（3）应急流程图

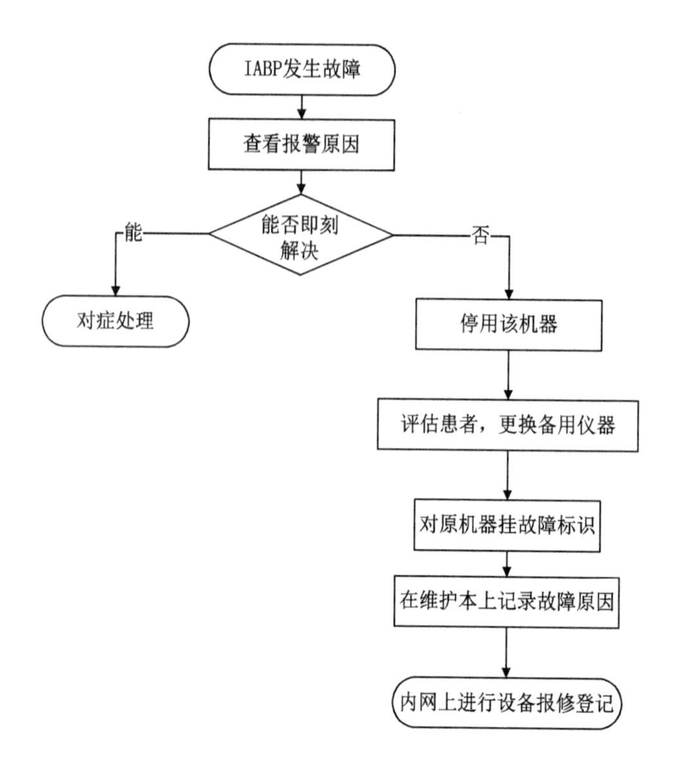
IABP发生故障
查看报警原因
能否即刻解决
能
否
对症处理
停用该机器
评估患者，更换备用仪器
对原机器挂故障标识
在维护本上记录故障原因
内网上进行设备报修登记

参考文献

[1] 金静芬，刘颖青 . 急诊专科护理 . 北京：人民卫生出版社，2018：391–393.

[2] 中国犬咬伤治疗急诊专家共识（2019）. 中华急诊医学杂志，2019，28（9）: 1071–1071.

[3] 陈玉红 . 主动脉内球囊反搏的护理观察 . 现代护理，2001，7（12）: 18–18.

[4] 郭平，张琳，李永刚，等 . 心脏移植术后体外膜肺氧合联合主动脉内球囊反搏护理规范的构建 . 中华现代护理杂志，2021，27（15）: 2044–2044.

[5] 顾岩，郭放，于水，等 . 集束化护理在主动脉球囊反搏治疗中的应用 . 中华现代护理杂志，2014，20（9）: 1057–1057.

[6] 李凤月 . 应用 ECMO 与 IABP 治疗心源性休克患者的疗效与护理体会 . 国际护理学杂志，2021，40（6）: 1048–1048.

[7] 李斌 . 主动脉内球囊反搏术（IABP）在 ICU 的应用与护理 . 国际护理学杂志，2006，25（2）: 97–98.

[8] 纪文焘，孟岩，薄禄龙，等 .《拯救脓毒症运动：脓毒症与感染性休克治疗国际指南 2021 版》的解读 . 中华麻醉学杂志，2021，41（12）: 1409–1413.

[9] 郑瑞强，张艺芬，荣子琪，等 .《拯救脓毒症运动：脓毒症与感染性休克治疗国际指南 2021 版》解读与展望 . 中华危重病急救医学，2021，33（10）: 1159–1164.

[10] 中国重症血液净化协作组，中国重症血液净化协作组护理学组 . 中国重症血液净化护理专家共识（2021 年）. 中华现代护理杂志，2021，27（34）: 4621–4632.

[11] 中华医学会消化内镜学分会结直肠学组，中国医师协会消化医师分会结

直肠学组，国家消化系统疾病临床医学研究中心，等. 下消化道出血诊治指南（2020）. 中国医刊，2020，55（10）：1068–1076.

[12] 中国医师协会急诊医师分会，中华医学会急诊医学分会，全军急救医学专业委员会，等. 急性上消化道出血急诊诊治流程专家共识. 中国急救医学，2021，41（1）：1–10.

[13] 中国医疗保健国际交流促进会急诊医学分会，中华医学会急诊医学分会，中国医师协会急诊医师分会，等. 急性心力衰竭中国急诊管理指南（2022）. 中国急救医学，2022，42（8）：648–670.

[14] 田芸，巫文丽，汪汉，等.《2020 年心力衰竭合并心房颤动管理的专家共识》要点解读. 心血管病学进展，2021，42（9）：834–837.

[15] 申其伟，刘华龙，胡金柱，等. 从最新 APHRS 共识解读亚洲心房颤动患者 ABC 综合管理路径. 中国心脏起搏与心电生理杂志，2022，36（4）：283–287.

[16] 中国物联网智能辅助 ARDS 诊治专家组. 物联网辅助成人急性呼吸窘迫综合征诊治中国专家共识. 中国临床医学，2022，29（5）：719–730.

[17] 中国医师协会急诊医师分会，中华医学会急诊医学分会，中国急诊专科医联体，等. 成人慢性气道炎症性疾病急症诊疗急诊专家共识. 中国急救医学，2021，41（4）：277–284.

[18] 中华医学会呼吸病学分会哮喘学组，中国哮喘联盟. 支气管哮喘急性发作评估及处理中国专家共识. 中华内科杂志，2018，57（1）：4–14.

[19] 卜军，陈茂，程晓曙，等. 新型冠状病毒肺炎防控形势下急性心肌梗死诊治流程和路径的中国专家共识（第 1 版）. 南方医科大学学报，2020，40（2）：147–151.

[20] 刘巧艳，步红兵，尹卫，等. 住院老年 2 型糖尿病患者低血糖管理的最佳证据总结. 护理学报，2020，27（13）：27–32.

[21] 中国研究型医院学会卫生应急学专业委员会，中国研究型医院学会心肺复苏学专业委员会，河南省医院协会心肺复苏专业分会，等. 创伤性休克与心搏骤停急救复苏创新技术临床应用专家共识（2020 版）. 河南外科学杂志，2020，

26（6）：1–11.

[22] 刘立新，田国祥.《2022年SCAI休克分类专家共识更新版》解读. 中国循证心血管医学杂志，2022，14（7）：769–772.

[23] 中国重症血液净化协作组. 重症血液净化血管通路的建立与应用中国专家共识（2023年）. 中华医学杂志，2023，103（17）：1280–1295.

[24] 郭平，张琳，李永刚，等. 心脏移植术后体外膜肺氧合联合主动脉内球囊反搏护理规范的构建. 中华现代护理杂志，2021，27（15）：2044–2044.

[25] 顾岩，郭放，于水，等. 集束化护理在主动脉球囊反搏治疗中的应用. 中华现代护理杂志，2014，20（9）：1057–1057.

[26] 李凤月. 应用ECMO与IABP治疗心源性休克患者的疗效与护理体会. 国际护理学杂志，2021，40（6）：1048–1048.

[27]PiCCO监测技术操作管理共识专家组.PiCCO监测技术操作管理专家共识. 中华急诊医学杂志，2023，32（6）：724–735.

[28] 王丽竹，李茜，陈媛儿，等. 脉搏指示连续心排血量监测护理的最佳证据总结. 中华急危重症护理杂志，2023，4（6）：554–561.

缩略词

简称	全称	
ACS	急性冠脉综合征	acute coronary syndrome
ACT	床旁快速全血凝固时间	activated clotting time
AED	自动体外除颤器	automated external defibrillator
AHF	急性心力衰竭	acute heart failure
APTT	部分凝血活酶时间	activated partial thromboplastin time
ARDS	急性呼吸窘迫综合征	acute respiratory distress syndrome
ASPECT	Alberta 卒中项目早期 CT	Alberta stroke program early CT
ATMIST	急性 ST 段抬高型心肌梗死	acute ST-segment elevation myocardial infarction
BNP	脑钠肽	brain natriuretic peptide
CAG	冠状动脉造影	coronary artery angiography
CCU	冠心病重症监护病房	coronary care unit
CK	肌酸激酶	creatine kinase
COHb	碳氧血红蛋白	carboxyhemoglobin
CPAP	持续气道正压通气	continuous airway positive pressure
CPR	心肺复苏	cardio pulmonary resuscitation
CRRT	连续性肾脏替代治疗	continuous renal replacement therapy
CSE	惊厥性癫痫持续状态	convulsive status epilepticus
CT	电子计算机断层扫描	computed tomography
CTA	CT 血管成像	computed tomography angiography

续表

简称	全称	
CTP	CT 脑灌注成像	computed tomography perfusion
CVC	中心静脉导管	central venous catheter
CVP	中心静脉压	central venous pressure
ECMO	体外膜肺氧合	extracorporeal membrane oxygenation
EGVB	食管－胃底静脉曲张破裂出血	esophageal variceal bleeding
EICU	急诊重症监护病房	emergency intensive care unit
ESC-NSTEMI 指南	欧洲心脏病学会——急性非 ST 段抬高型心肌梗死指南	European Society of Cardiology-Non-st-segment elevation myocardial infarction
FAST-ED	脑卒中现场评估和分类转运量表	field assessment stroke triage for emergency destination
FAST 原则	FAST 原则快速识别脑血管病	F—Face，A—Arm，S—Speech，T—Time
FMC-to-B	心梗门球时间：急性心肌梗死患者从进入医院至首次进行球囊扩张的时间	
GCS	格拉斯哥昏迷指数	glasgow coma scale
GRACE 评分	全球急性冠状动脉事件注册评分	global registry of acute coronary events 评分
HCV	丙型肝炎病毒	hepatitis C virus
HIV	艾滋病 / 艾滋病毒	human immunodeficiency virus
IABP	主动脉内球囊反搏	intra-aortic ballon pump
ICU	重症监护病房	intensive care unit
IV	静脉注射	intravenous injection
LBBB	左束支传导阻滞	left bundle branch block
MAP	平均动脉压	mean arterial pressure
MB	肌红蛋白	myoglobin
MRI	核磁共振成像	nuclear magnetic resonance imaging

续表

简称	全称	
NCSE	非惊厥性癫痫持续状态	nonconvulsive status epilepticus
ND-CCB	非二氢吡啶类钙通道阻滞剂	non-dihydropyridine calcium channel blocker
NIHSS	美国国立卫生研究院卒中量表	National Institute of Health Stroke Scale
NSTEMI	非 ST 段抬高型心肌梗死	non-ST-elevation myocardial infarction
NT-proBNP	脑自然肽氨基端前体蛋白	N terminal pro B type natriuretic peptide
PCI	经皮冠状动脉介入治疗	percutaneous coronary intervention
PEA	无脉性电活动	pulseless electrical activity
PEEP	呼气末正压	positive end expiratory pressure
PFAS	花粉-食物过敏综合征	pollen-food allergy syndrome
PFS	花粉-食物综合征	pollen-food syndrome
PiCCO	脉波指示剂连续心排血量监测	pulse index continuous cardiac output
PPI	质子泵抑制剂	proton pump inhibitor
PSVT	阵发性室上性心动过速	paroxysmal supraventricular tachycardia
PVT	无脉性室速	pulsesess ventricular tachycardia
R OSC	心肺复苏术后自主呼吸循环恢复	return of spontaneous circulation
SABA	短效 β_2 受体激动剂	short-acting Beta 2 agonist, SABA
STEMI	急性 ST 段抬高型心肌梗死	ST-segment elevation myocardial infarction
UA	不稳定型心绞痛	unstable angina
UPS	不间断电源	uninterruptible power system
VAP	呼吸机相关性肺炎	ventilator associated pneumonia
VTE	静脉血栓栓塞症	venous thromboembolism